AF391200

L'ESPRIT ET LA TENDANCE

DE

L'INSTRUMENTATION CHIRURGICALE

ET

EXPOSÉ DE L'INSTRUMENTATION DE L'AUTEUR

QUELQUES PUBLICATIONS DE L'AUTEUR

LA CHIRURGIE CONSERVATRICE DE L'UTERUS ET DES ANNEXES DANS LE TRAITEMENT DES FIBROMES. Préface du Professeur Paul Segond, 1901. (Maloine éditeur.)

LES CANCERS DES ORGANES GENITAUX DE LA FEMME. Préface du Professeur Pozzi, 1902.

LA MISSION SANITAIRE CHIRURGICALE FRANÇAISE DU CAUCASE (1er Juillet 1917 au 13 Juillet 1918). Maloine, éditeur, Paris 1919.

PUBLICATIONS SCIENTIFIQUES DIVERSES (Voir pour renseignements plus complets: Exposé des Titres et Travaux Scientifiques de l'auteur.)

La Scapulectomie ou ablation totale de l'omoplate avec conservation du membre supérieur dans les tumeurs malignes de cet os. (En collaboration avec Picqué, « *Revue de Chirurgie* », 1898).

De l'incision cruciale et de la suture transversale sus-pubienne cachée par les poils dans la laparotomie médiane. (*Presse Médicale*, 1899).

Etudes sur les tumeurs solides de l'ovaire. (*Revue de Gynécologie et de Chir. abdom.* 1899).

Tuberculose génitale extra-utérine (En collaboration avec Claisse. *Bulletin Soc. Anatomique*, 1900).

La Chirurgie contemporaine et les plaies du cœur. (*La science au XXᵉ siècle*, 1903).

Nouveau procédé de raccourcissement intra-péritonial des ligaments ronds: ligamentopexie rétro-utérine et sous-tubo-ovarienne (En collab. avec Caraven. *Presse Médicale*, 1906).

La laparotomie en gynécologie. (*Revue de Gynécologie et Chirurg. abdominale*, 1906).

Les Cysthématomes menstruels post-opératoires. (*Bullet. de la Soc. de l'Internat*, 1907).

La laparotomie médiane sous-ombilicale systématique dans l'appendicectomie à froid chez la femme. (*Bullet. Soc. des Chirurgiens de Paris*, 1909).

La ponction de l'ascite par le cul-de-sac de Douglas chez la femme. (*Bullet. Soc. Médecine de Paris*, 1909).

La Génitoplastie masculine externe. (En collab. avec Bonamy, *Presse Médicale*, 1912).

Tumeurs solides para-rénales. (En collab. avec Le Fur, *Paris-Chirurgical*, 1912).

Hysterectomie abdominale angiotripsique par pincement temporaire. (*Paris-Chirurgical*, 1912).

Circoncision cervico-vaginale pour cloisonnement diaphragmatique haut situé du vagin. (*Paris-Chirurgical*, 1913).

Fibromyectomie transvaginale conservatrice par colpotomie antérieure. (*Paris-Chirurgical*, 1913).

Plaie par éclat de verre ayant tranché tous les éléments de la loge antérieure du poignet. Restauration physiologique complète par sutures tendineuses et nerveuses. (*Bullet. de la Soc. de Médecine de Paris*, 1913).

Du diagnostic des affections utérines par la radiographie péri-utérine et endo-utérine. (En collab. avec Dimier, *Paris-Chirurgical*, 1916).

Bec-de-lièvre d'origine traumatique. (*Soc. des Chirurg. de Paris*, 1920).

De la scapulectomie partielle dans les fistules thoraciques postérieures hautes. (*Soc. des Chirurg. de Paris*, 1920).

Orthométrie par ligamentopexie extra-utérine associée à la laparotomie sus-pubienne transversale dans les rétroflexions utérines. (*Presse Médicale*, 1920).

Enorme kyste multiloculaire végétant de l'ovaire pesant 33 kilogr. Laparotomie. Guérison. (*Soc. de Médecine de Paris*, 1920).

La stérilité d'origine mécanique. La stomatoplastie ou « Opération de Pozzi ». (*Evolution Médico-Chirurgicale*, 1921).

Cure radicale d'une éventration consécutive à une plaie de guerre comblée au moyen de cartilages costaux. (*Paris-Chirurgical*, 1921).

Technique opératoire de la fibromyectomie vaginale conservatrice par hystérotomie cervicale uni ou bicommissurale. (*Revue de Gynécol. et Obstétrique*, 1921).

Greffe du prépuce sur le pouce. (*Soc. de Médecine de Paris*, 1921).

Cervicectomie sus-isthmique et stomatoplastie par évidement vertico-bilatéral dans les cas d'atrésie cicatricielle massive du col. (*Paris-Chirurgical*, 1921).

Rupture itérative du tendon inférieur quadricipito-fémoral: cerclage tendino-rotulien: guérison. (*Soc. des Chirurg. de Paris*, 1921).

Sur la thérapeutique médicale, physiothérapique et chirurgicale des fibromes. (*Bullet. de la Soc. de Méd. de Paris*, 1922).

La phimosiectomie ou circoncision thérapeutique du phimosis par suture circulaire invaginée. (En collab. avec Roucayrol. (*Soc. de Méd. de Paris*, 1921).

INSTRUMENTS DE CHIRURGIE. (Expositions de Londres, Gand, Lyon, etc. Congrès chirurgicaux divers, etc.).

Bistouri à lames interchangeables.— Couteau-yatagan pour greffes épidermiques. — Aiguille coudée à manche et levier pour pédicules vasculaires. — Pince-aiguille à levier et cran d'arrêt. — Petit écarteur autostatique. — Gouge enclume à manche latéral. — Myodistenseur crural automatique. — Ecarteur intercostal à branches parallèles. — Laparostat à crans d'arrêt. — Laparostat porte-valve. — Enterostat. — Hystérolabe. — Ecarteur vaginal autostatique quadrivalve. — Vaginostat bivalve à poids. — Etc., etc.

PRÉFACE

Voici un livre que mon ami Dartigues est seul à pouvoir écrire. Car, pour analyser avec cette profondeur toutes ces qualités différentes, et parfois même contradictoires, nécessaires pour réaliser la chirurgie parfaite, il faut les posséder au fond de soi-même et les sentir bouillonner dans son cœur.

Indépendamment de ces aptitudes physiques indispensables au bon chirurgien, que Dartigues a si merveilleusement analysées et qu'il possède au plus haut degré, ayant été lui même et étant encore un adepte fervent de ces sports qui ont régénéré l'âme du Peuple Français, il a cette imagination féconde et débordante qui s'exerce aussi bien dans l'invention d'instruments excellents que dans le jaillissement spontané d'idées nouvelles, cette imagination de poète qu'il répand généreusement autour de lui aussi bien dans l'intuition soudaine de la manœuvre opératoire d'où viendra le salut que dans la période éblouissante de son éloquence enflammée.

Il y a dans cette étude synthétique de la chirurgie bien des chapitres qui sont en même temps d'une originalité profonde et du plus puissant intérêt. Celui « sur la main du chirurgien », sur cette main miraculeuse, sur cet organe prodigieux qui a sans doute été la cause première de l'ascension de l'homme dans l'échelle des êtres et de l'évolution presque surnaturelle de son cerveau, est tout simplement admirable.

On y goûtera également le chapitre sur la nécessité pour le chirurgien d'utiliser des instruments parfaits. Sans doute, il ne faut pas pousser trop loin la complication instrumentale, mais il faut connaître les bons instruments. Et on demeure stupéfait, pour peu qu'on se donne la peine d'aller voir ce qui se passe chez certains chirurgiens — et non des moindres — de voir combien ils sont mal outillés et semblent ignorants de l'existence d'instruments bien simples, mais d'une évidente commodité!

Il faut lire aussi le chapitre sur la rapidité opératoire, sur cette rapidité dont ceux-là seuls médisent qui ne la possèdent pas, et qui tient avant tout à la connaissance des bons procédés, à la bonne instrumentation et à l'esprit de méthode, beaucoup plus qu'à une virtuosité particulière.

Cette étude sur le chirurgien et sur son outillage, au moins autant que sur la chirurgie, sur ce que Dartigues appelle « la morphologie instrumentale » est profondément originale, et présente un intérêt qui ne faiblit pas un instant, grâce au sujet lui-même, grâce surtout à l'indépendance d'esprit avec lequel il est traité, à l'enthousiasme qui l'anime d'un bout à l'autre, grâce enfin à la magie d'un verbe souvent magnifique, toujours ardent, coloré, frémissant d'une éloquente et chaleureuse foi.

Dr J.-L. FAURE.

Professeur de Gynécologie à la Faculté de Paris.

L'ESPRIT ET LA TENDANCE

DE L'INSTRUMENTATION CHIRURGICALE

(SYNTHÈSE DES IDÉES D'INSTRUMENTATION)

(PRINCIPES DIRECTEURS)

> « Tout instrument perfectionné diminue l'action
> de l'aide ou la supprime ».
>
> DARTIGUES.

> « Dans la recherche d'une invention ou d'un per-
> fectionnement d'instrument que votre esprit, toujours,
> s'oriente vers le *mécanisme le plus simple* et celui qui,
> tout en donnant le *maximum de rendement*, exige le
> *minimum d'effort et de temps* ».
>
> DARTIGUES.

LA CHIRURGIE : ART OU SCIENCE ? SON AVENIR.
CES PAGES SONT UNE ANALYSE ET UNE SYNTHÈSE DE LA MORPHOLOGIE
ET DE LA MÉCANIQUE INSTRUMENTALES
ET DE LA PHYSIOLOGIE MOTRICE OPÉRATOIRE

Ce petit livre n'est pas un banal catalogue, mais un essai sur un ensemble instrumental, une synthèse à propos l'une production individuelle d'instruments variés créés en l'espace de 16 ans dont l'auteur ne se dissimule ni les lacunes, ni les imperfections, mais, porté par son esprit de critique et surtout de généralisation, s'efforce de dégager un enseignement, de formuler quelques directives et d'établir une classification qui peut avoir quelque utilité pour de nouvelles recherches et pour condenser en nos esprits qui jusqu'ici, lui semble-t-il, ne s'y sont jamais attardés, les moyens matériels mis à la disposition de la chirurgie pour exécuter, faciliter, amplifier, rendre plus sûrs, plus rapides et plus aseptiques ses actes manuels.

La chirurgie qui fait appel à tant de sciences, on peut dire à toutes les sciences, à toutes les ressources produites par l'esprit inventif de l'homme, au point que le chirurgien, sans souci aucun de priorité ni de propriété, peut dire justement, dominé avant tout par le côté pratique et le résultat : « Je prends mon bien partout où je le trouve, pourvu que je gagne la bataille thérapeutique contre le mal », est en majeure partie une science d'application. Elle reste supérieurement un art par le côté personnel de celui qui l'exerce ; elle est éminemment une science par tout ce qu'elle comporte d'exactitude, de précision, de savoir, de réflexion. Elle est d'autant plus passionnante, que celui qui la pratique avec intelligence et idéal ne perd jamais de vue les lois générales, les principes essentiels qui ont la solide et indiscutable valeur de ceux des sciences exactes. Cependant, il se meut au sein de problèmes compliqués par l'infinie variétés des prototypes morbides suscitant des périls inattendus ou dressant des aspects imprévus qu'il faut côtoyer ou surmonter avec prudence, audace et inspiration, dans une lutte, la plus belle, qui a pour enjeu la vie de son semblable. La chirurgie a une double et merveilleuse face : celle de l'art, splendide entre tous, appliqué au maniement de la substance de chair animée la plus précieuse et dont le sort a toute la fragilité, émotionnante au point suprême, d'un fil ténu qui soutiendrait tout le poids d'une existence humaine au-dessus d'un abîme ;

et celle de la science qui a accumulé à travers les siècles, tristement payées de la plus amère expérience, toutes les connaissances nécessaires pour aborder l'opération avec un maximum de certitude.

Comment ne serait-elle pas une science, celle qui repose sur toutes les sciences et qui cherche incessamment à se les assimiler toutes afin de les utiliser contre la maladie ? Discuter comme on l'a fait, le fait, le fera encore longtemps, de savoir si la chirurgie est un art ou une science, me paraît donc superflu et seulement un sujet d'aimable conversation, car il est visible qu'elle est et sera toujours les deux ; quant au vrai et réel chirurgien il est à la fois un savant et un artiste.

Dans cet exposé sur la tendance de l'instrumentation chirurgicale, je veux surtout montrer que la chirurgie, comme l'indique l'étymologie grecque de son nom, envisagée seulement sous le rapport d'œuvre technique de la main appliquée à la thérapeutique des maladies au moyen des opérations, voit son progrès lié au développement de l'outillage, et que ce progrès est en raison directe du développement de la mécanique.

Pour qui regarde un peu de haut afin de voir la direction que prend la chirurgie dans sa partie exécutive, il est facile d'apercevoir son sens de plus en plus mécanique, automatique même, grâce à une instrumentation qui poursuit de faire les choses plus régulières, plus nettes, plus géométriques en donnant aux facteurs sécurité et rapidité une progressive valeur.

L'heure me paraît donc venue de faire une synthèse instrumentale, de tenter un classement rationnel, de faire un rapprochement instructif de tout ce qu'il y a de semblable et de différent dans les diverses spécialités de la chirurgie, afin d'y puiser de nouveaux éléments d'instruction qui se féconderont avec avantage immense lorsque ces spécialités s'ignoreront moins dans leurs cloisonnements trop étanches.

Cette synthèse instrumentale devra s'appuyer sur les bases mécaniques proprement dites, sur les bases anatomiques du domaine d'application des instruments, sur les bases physiologiques ayant trait à la main qui manie cette instrumentation ; elle devra tenir compte aussi, pour être complète, de ce que je pourrai appeler la morphologie instrumentale.

Il pourra alors apparaître à la réflexion qu'il y aurait lieu de réserver une place à part, au milieu de toutes les branches de la chirurgie, à une *branche mécanique*, dont on devrait faire réellement l'enseignement et favoriser l'étude à un point de vue absolument pratique, comme à un point de vue général, philosophique pour ainsi dire, pouvant inspirer de nouvelles découvertes.

Il semblerait que l'avenir de l'instrumentation dût subir un arrêt, une régression même puisqu'il est lié au sort de la chirurgie dont certains esprits distingués, dans ces derniers temps, ont prédit la limitation et même la disparition. Il n'en est rien : jamais l'industrie de l'instrumentation et de l'outillage chirurgicaux n'a été aussi prospère, j'entends au point de vue de l'abondance et de l'ingéniosité ; et cet état ne me paraît pas devoir cesser de sitôt.

Quant à l'avenir de la chirurgie ?... Mais la chirurgie est immortelle comme l'humanité ou, du moins, finira avec elle. L'humanité crée incessamment des machines ; elle édifie, alimente, grandit éternellement le monstre qui, en même temps qu'il l'entraîne avec lui et multiplie indéfiniment sa puissance et sa vitesse sur le globe, la dévore en partie et blesse l'homme, son créateur et son maître : car il faut qu'une somme progressive de mort, de maladie et d'accident règne sur le monde pour équilibrer la vie incessamment multipliée, et afin que le déchet douloureux laisse la place à l'éclosion de nouvelles forces expansives. Parce que de récentes acquisitions subites, qui n'ont d'ailleurs pas donné encore toute leur mesure ni même fait complètement leurs preuves, ont semblé entraîner momentanément une restriction du domaine chirurgical, quelques médecins au jugement trop sommaire, ou éblouis jusqu'à la cécité, ont cru pouvoir proclamer la déchéance de la chirurgie et sa disparition dans un temps plus ou moins prochain.

Mais la chirurgie ne sera jamais, comme certaines langues, une science morte, car elle est la science de la vie par excellence, c'est-à-dire de l'action appliquée à la vie dans ses vicissitudes pathologiques ou accidentelles et qui nécessiteront toujours la réparation de la chair, la restauration des organes, l'émondage sanglant de ses excroissances tumorales, et jusqu'à la correction des déviations et erreurs de la nature vivante.

Et d'abord, le terme de comparaison serait-il juste ? Y a-t-il vraiment des langues mortes, mortes dans le sens de l'extinction totale ? La linguistique, comme toutes les puissances spirituelles émanées de la matière et du soulèvement et de l'amplification de la vie, obéit à la grande loi universelle de l'évolution à travers le temps et l'espace ; et pour ne citer qu'un exemple, peut-on dire que le latin est mort alors qu'il revit multiplié, parlé par plus de millions d'êtres que jadis, sous la riche parure ondoyante et diverse, chargée de plus de signification que lui a valu l'existence à travers de nouveaux siècles, du français, de l'espagnol, de l'italien et même de l'anglais, où il est évidemment reconnaissable !

De même, la chirurgie ne rentrera pas au néant immobile des choses mortes, parce qu'il n'y a pas non plus de sciences mortes, et qu'il n'y a dans le monde qu'une science qui englobe tout dans la transformation prodigieuse de ses manifestations.

Tant que l'humanité vivra et augmentera sa substance par ses êtres incessamment multipliés, tant qu'elle sera soumise à tous les périls du mouvement en progression croissante sur la terre, tant qu'elle sera exposée à tous les aléas accidentels et qu'elle devra s'incliner devant la fatalité des lois de déchéance se traduisant par l'usure organique ou la production d'excroissances ou incroissances de la substance vivante s'éloignant des formes anatomiques extérieures ou intérieures sous l'effort de destruction qui tend à abolir les êtres éphémères pour les remplacer par des êtres plus neufs, à l'instar de la rénovation cellulaire, il y aura une chirurgie.

Il y aura aussi une modification parallèle de l'arsenal instrumental qu'elle sera appelée à utiliser. Nous qui vivons un temps infime, nous avons vu en peu d'années des changements inouïs, et il y aura plus de différence, dans le lointain des âges futurs, entre l'outillage actuel et celui qui sera, qu'entre la maison lacustre bâtie sur pilotis et le sky-scraper, le gratte-ciel de 30 étages, avec ses ascenseurs, ses téléphones, son électricité, ou qu'entre l'éclat de silex tranchant et le bistouri le plus perfectionné d'aujourd'hui.

Ce n'est pas l'imagination, qui seule est féconde dans sa puissance de vision lorsqu'elle se contrôle et se critique, qui fait *pressentir* et *prévoir* cela, c'est la constatation des choses du passé comparées avec les acquisitions du présent qui nous donne ces certitudes en même temps que l'assurance que le progrès, en quoi que ce soit, malgré ce qu'en disent des ignorants dont la solitude cérébrale s'aggrave d'un aveuglement voulu, ou des sectaires déformés par leur profession, n'est pas un vain mot, pas plus que n'est vraie, ni acceptable, devant les évidences suprêmes et éclatantes, la faillite de la science.

Oui, la chirurgie devant des apports nouveaux faits par d'autres sciences qui semblent être ses rivales et qui paraissent devoir limiter son action et lui dérober une partie de son rouge domaine, oui la chirurgie par certaines de ses parties paraît rentrer dans l'ombre là où elle rayonna avec splendeur, mais ce n'est là qu'une apparence des choses en perpétuel devenir ; et la science chirurgicale pourrait être comparée à l'Océan qui, dans l'immensité de ses flux et reflux éternellement balancés, abaisse, désagrège et engloutit des côtes altières et prospères pour en étendre ailleurs de plus spacieuses et de plus fertiles encore et ainsi, malgré la mouvance de son élément toujours en magnifique fécondité, conserve et son étendue première et son énergie créatrice.

J'ose espérer qu'on ne me reprochera pas le plus ou moins d'utilité de ces considérations générales. Il faut que chaque science, à côté de ses praticiens, durs travailleurs légitimement exigeants de précisions et de faits, ait ses rêveurs et, si le mot ne me paraissait trop prétentieux parce que l'on pourrait croire volontiers que je me range dans cette catégorie, ses poètes : il faut, en tout cas, qu'elle ait ses généralisateurs ou du moins que ses servants s'arrêtent de temps à autre sur le pénible sillon pour jalonner le chemin parcouru et mieux voir, si possible, à travers la brume là où il monte et où il faut marcher encore. J'estime que le savant, le technicien, ne doit pas qu'enregistrer des faits avec une âme minime de collectionneur qui ne sait aller au-delà : je ne veux pas qu'il croie avoir atteint le sommet de l'intelligence parce qu'il se sera mis volontairement des œillères comme qui craint le vertige ou la distraction : ces œillères obturatrices ne tiennent généralement bien qu'à des crânes étroits et fortement auriculaires.

Peu m'importe à moi le sort de telle ou telle invention plus ou moins heureuse : il faut voir plus haut que son instabilité ou son insuffisance ; qu'importe, elle aura servi peut-être à son heure et servira à en épauler d'autres qui dresseront une valeur plus grande ; qu'importe même son imperfection si elle suscite le progrès qui consiste à la corriger.

Aussi, sans aucune prétention de bouleversement, j'ai la conscience d'avoir essayé de perfectionner et parfois d'innover. Ce que j'ai pu consigner je le livre comme le marin jette sa bouteille à la mer : qui sait si, comme le petit papier inclus dans la fragile enveloppe de verre qui dérive au hasard du flot, il n'aura pas porté secours à une détresse inconnue, qui sait si le produit de notre recherche soumise à la fluctuation de la critique n'aura pas entraîné une amélioration et servi à sauver, grâce à la chirurgie mieux outillée, des existences en péril ? Il est permis de le croire car, avec l'instrumentation que d'autres ont innovée ou perfectionnée, nous avons la certitude, tous chirurgiens que nous sommes, d'avoir réussi à sauver des existences en péril là où autrefois, et sans elle, on aurait échoué.

VII

Je présente donc cet essai, non dans un but de faux amour-propre, mais pour susciter avec plein désintéressement d'autres travaux analogues plus importants, plus progressifs et plus efficaces, et je me borne aujourd'hui, dans le champ à défricher, à enfoncer le soc de la charrue que de plus jeunes mains et des volontés plus tendues et plus fraîches pousseront plus avant.

LES ORIGINES DE L'INSTRUMENTATION
LES ŒUVRES DE LA MAIN SONT GÉNÉRATRICES D'IDÉES :
LE CERVEAU COMMANDE A LA MAIN, MAIS CELLE-CI L'INSPIRE

J'ai dit que le progrès de la chirurgie était lié au développement de l'outillage, mais il ne s'ensuit pas que la technique opératoire réalisée par la main soit subordonnée tout entière à l'instrumentation : la main par sa dextérité naturelle et son entraînement conservera toujours sa place originelle et sa suprématie.

La main, on peut le dire, a fait la supériorité de l'homme dans l'échelle zoologique et à travers les temps évolutifs ; c'est elle qui a, en quelque sorte, pétri et modelé son cerveau.

C'est parce que l'homme a un organe de préhension lui permettant les mouvements les plus puissants et en même temps les plus délicats, qu'il a pu extérioriser son action, et, par des outils de défense, d'attaque, de façonnage fabriqués par elle, projeter même au loin les mouvements limités de son bras, levier articulé, et multiplier à l'infini ses actes des plus vigoureux aux plus subtils.

La main primitive du préhistorique qui se lève dans l'obscurité des générations incomptables était, avant tout, un organe de violence pour terrasser l'ennemi ou se défendre contre lui ; elle était le prolongement qui gravitait autour de son être. Directement, elle saisissait, broyait, cassait, frappait, s'opposait ; mais elle n'a pas tardé à se baisser au sol pour ramasser la pierre et la jeter au loin avec vigueur et précision, à saisir la branche de l'arbre à sa portée pour la convertir en bâton ou massue qui décrit le cercle et abat, à profiter d'un éclat tranchant du roc dur pour en faire le premier couteau qui fera gigler le sang de la chair coupée ou qui divisera la proie à partager, à sentir que la tige infléchie sous son effort se détendait brusquement, ce qui fit monter à son cerveau l'initiale lueur de la balistique en lui donnant la première notion de la force du ressort qui se trouve incluse dans les fibres qui se plient et sont susceptibles de lancer à longue distance le trait, et enfin, dans la souple liane qui se balance au bras, à vite comprendre la force cinglante d'impulsion qu'elle imprime en tournoyant au caillou rencontré.

Ainsi, la main, grâce à son anatomie mobile, la plus pure merveille des mécanismes vivants créés par la nature, avec sa faculté de *manier* et *d'agir* de la façon la plus complexe et la plus variée, a eu vite fait de réaliser ce que font, en spécialistes limités, tous les autres animaux pour attaquer, détruire, défendre, agencer. L'extrémité d'un membre d'animal est restée immuable dans son rendement, capable d'actes de force ou de vélocité extraordinaires certes, mais restreints ; l'extrémité du bras de l'homme, au contraire, a pu *créer* dans un progrès sans cesse ascendant et divers au point que ce qui sortait de sa main illuminait l'obscurité de son cerveau qui, à son tour, rendait service pour service et création pour innovation, de telle sorte qu'il n'est pas paradoxal de dire que c'est la main de l'homme qui sculpte éternellement le cerveau de l'homme et que les conceptions de celui-ci grandissent en raison des perfectionnements matériels qu'elle réalise.

Le cerveau commande à la main, mais celle-ci l'inspire ; par les réalisations de ses possibilités, cette dernière fait constamment au cerveau des apports nouveaux qui se traduisent en idées nouvelles par lesquelles, à son tour, il commandera de nouvelles actions et de nouvelles productions : ainsi l'esprit et la lumière surgissent incessamment de la matière remuée et façonnée par la main des hommes à travers les âges ; et, en définitive, si le cerveau n'avait pas été servi, dès les origines, par la main humaine, il serait demeuré, dans l'immobilité séculaire, rapetissé en l'épaisseur des parois de son crâne et ne remuerait pas toutes les espérances qui poussent l'homme à un épanouissement sans fin.

En somme, dans l'ébranlement, la mise en marche et le mouvement éternel qui dégagent la pensée et la civilisation de la matière universelle qui s'ignore et apprend perpétuellement à se connaître, la main a cessé d'être une patte pour devenir l'organe de suprême intelligence réalisatrice et de suprême raffinement.

Concrétisant ces mêmes idées et clarifiant par application une pensée de Bergson, mon ami Jayle, dans sa belle préface de l'*Outillage Chirurgical*, revue instrumentale que nous avons fondée l'an dernier avec lui et mes amis Lardennois et Bender, a pu dire justement et très heu-

reusement : « La création d'un outil nouveau amène l'éclosion d'idées nouvelles, si bien que
le développement des idées n'est que la suite du perfectionnement de l'outillage. »

CE QU'ON POURRAIT APPELER LA PHILOSOPHIE DE L'INSTRUMENTATION

Nous avons vu l'origine de l'instrument et l'action psychique qu'exerce l'œuvre sortie de
la main sur le cerveau qui, inspiré par l'organe d'action, lui commande à son tour.

L'homme a inventé des instruments pour remédier à la faiblesse de ses sens et en accroî-
tre formidablement la puissance au point de pouvoir sonder l'illimité : instruments pour augmenter l'*action visuelle* sur l'immensément grand, mais immensément éloigné (télescope), et
sur l'infiniment petit et imperceptible (microscope) ; instruments pour augmenter l'*action audi-
tive*, grandir le son ou le porter à des distances presque inconcevables (sthétoscope, téléphone,
etc...) ; instruments pour porter au loin des vibrations que l'on peut propager en signes con-
ventionnels (télégraphe avec ou sans fil), ou la force motrice ou la lumière, ou celle éclatante
et brisante des armes de destruction ; il était naturel qu'il cherchât à inventer dans toutes les
branches de son activité des instruments pour augmenter et multiplier son *action manuelle* et
la finesse de son tact.

Il en est ainsi, depuis les origines, en chirurgie : il est certain que le préhistorique, avec
une habileté prodigieuse et outillé du seul silex, a pu, dans un but rituel ou thérapeutique,
forer des crânes où il a réussi des orifices géométriquement admirables, mais il est certain aussi
que ce travail primitif, par le progrès de la mécanique utilisée dans d'autres sciences ou dans
l'industrie, a pu se transformer, au bout de longs siècles, en puissance, précision, rapidité, sécurité, jusqu'à aboutir à l'instrumentation merveilleuse de Doyen et l'admirable trépan de de
Martel.

Malgré des exemples aussi évidents on a vu cependant jusque dans ces dernières années,
on voit encore, des hommes instruits et fort intelligents, mais devenus improgressifs comme il
arrive d'ordinaire à un point de la vie si l'on n'est pas doué d'une faculté de rénovation excep-
tionnelle, contester en chirurgie l'utilité des instruments nouveaux ou perfectionnés.

Que le chirurgien réduise, dans une intervention, le nombre de ses instruments et ne se
borne strictement qu'à ceux qui sont nécessaires et appropriés à l'acte opératoire, rien de
mieux : mais refuser le concours d'instruments qui permettent de mieux voir et d'exécuter avec
plus de sûreté une manœuvre, me paraît être d'un esprit retardataire. J'ai eu autrefois un maître éminent par ses splendides qualités d'intelligence et son caractère délicieusement heureux
et fin, le P* Segond. Il appartenait à la génération de la fin du XIXᵉ siècle qui a connu les plus
grandes heures chirurgicales et les plus belles conquêtes opératoires, étant les initiales. C'était
l'époque triomphale des nouvelles applications des méthodes antiseptique et aseptique, dues à
Lister, Lucas-Championnière, Terrier, réalisant l'idée pastorienne. Les chirurgiens de cette époque appartenaient en somme à une phase héroïque de la chirurgie où il y avait, en quelque sorte,
des paladins de cet art qui envisageaient l'acte opératoire comme une espèce de combat où la
part individuelle était grande (elle le reste toujours d'ailleurs, puisqu'elle différencie les bons
et les mauvais techniciens et met sur le pavois les virtuoses), car ils y allaient beaucoup de
leur personne, un peu d'estoc et de taille même et avec des armes assez rudimentaires. Segond
me disait : « A quoi bon tous ces instruments ! Le chirurgien doit travailler avec ses doigts ! »
Et je répondais : « Oui, pour manger, le sauvage saisit sa nourriture avec ses doigts, mais
il est préférable de manger avec une fourchette ! Oui, mais pour manier les instruments il faut
l'habileté des doigts et de la main. » La part individuelle reste toujours la même ; elle représente une force, qui comme toutes les forces, obéit à la loi générale de la transmutation et
s'applique différemment, voilà tout. Il est plus habile, malgré tout, de se battre avec un fusil
de précision ou un canon à longue portée qu'avec un couteau ou une arbalète ; l'intelligence
et le calcul entrent en ligne pour manier, en même temps qu'avec adresse, les instruments de
puissance et de précision. Si l'instrument chirurgical centuple parfois l'action de la main, la
main centuple aussi l'action de l'instrument : mettez le meilleur des instruments dans des
mains maladroites, elles n'en tireront pas plus d'effet qu'un musicien médiocre d'un Stradi-
varius.

L'état d'esprit de mon excellent maître Segond ne lui était pas particulier. Il existe encore
et c'est pour cela que j'en parle. Il est des chirurgiens, remarquables par ailleurs, qui n'ont pu
dépasser l'étiage de progrès où ils étaient parvenus à un moment ; quelques-uns sont même
très adroits de nature et conservent, malgré l'âge, longtemps cette adresse, mais n'empêche que,

IX

n'utilisant pas des instruments devenus indispensables, ils pratiquent une chirurgie désuète, laquelle, malgré leur habileté, se paie de quelques désastres qui ne seraient pas survenus entre des mains moins expertes, mais mieux outillées. Je ne parle pas du fâcheux et incompréhensible état d'esprit de quelques maîtres qui préfèrent se servir d'instruments imparfaits fabriqués à l'étranger, en Allemagne notamment, plutôt que de ceux créés par leurs élèves qui avaient réalisé une idée heureuse. Certains ne comprennent pas qu'incliner vers le disciple, c'est se rajeunir et emboîter le pas au progrès.

Mais c'est la loi presque inéluctable : nos maîtres de jadis ont eu raison contre les leurs ou plutôt par-dessus eux, et nous avons à notre tour raison contre eux et par-dessus eux, comme ceux qui viennent après nous et nous poussent auront raison contre nous et par-dessus nous. La science en général, la nôtre en particulier, est une sorte de courte-échelle, et nous grimpons toujours plus haut par ce que nous nous appuyons sur les épaules de nos devanciers.

En résumé, l'instrument est peu de chose pour qui ne sait l'utiliser avec avantage ; malgré tout il favorise considérablement l'homme moyen et multiplie l'action de l'homme supérieur. Quant à la main insuffisamment armée elle n'est rien malgré toute son habileté, j'allais dire tout son courage, et elle perd la bataille qu'elle aurait dû gagner si elle avait été prévoyante et bien munie.

IL FAUT CRÉER BEAUCOUP D'INSTRUMENTS NOUVEAUX

Un chirurgien très distingué de Marseille, écrivain de mérite en même temps, dont le frère également chirurgien est mort héroïquement durant cette guerre, le Pr Fiolle, a écrit, il y a quelques années, un petit volume sur la chirurgie et les chirurgiens. Dans un style humoristique et plein de saveur, il critique certains travers de nos collègues, en particulier celui qui pousse pas mal d'entre nous à imaginer et faire fabriquer des instruments dans un but de gloriole ou même de publicité pour occuper l'attention du monde médical. Qu'il y ait parmi les gens arrivés, ou qui veulent arriver, beaucoup de faux-génies pleins de distinction et qu'il résulte de leurs productions plus ou moins avortées beaucoup de fantasmagorie et d'encombrement, je n'en disconviens pas ; que les mobiles qui poussent quelques-uns à inventer (!) quelque chose afin d'y attacher l'étiquette de leur nom, soient plus ou moins louables, on ne peut le contester.

Je crois cependant qu'à travers cette légitime ironie du Pr Fiolle, il faut voir plus haut ce qui peut résulter de bien dans cette surproduction. Ayons quelque indulgence pour ces défauts véniels qui ne font de mal à personne, qui expriment simplement l'activité déployée pour satisfaire des ambitions et même simplement pour vivre, activité qui signifie travail et qui vaut mieux que laisser-aller et indifférence. D'ailleurs, la première résultante de cet effort de tout un milieu à produire avec plus ou moins d'efficacité, peu importe, est de faire marcher l'industrie et le commerce ! Et je dis cela, non pas en souriant, mais pour le côté utilitaire que cela implique et pour la réalisation du but souhaitable, car, en juste retour, le développement intensif d'une industrie permet de la faire mieux s'outiller pour mettre debout plus aisément des œuvres définitives, des instruments merveilleux qui s'imposeront certainement s'ils facilitent la tâche du chirurgien. Le vrai créateur du reste, est oiseau infiniment rare. Exiger que tout ce qui sort de nos cerveaux ou de nos mains soit génial ou parfait, c'est comme si l'on exigeait que tout ce qui sort en librairie soit chef-d'œuvre ; dans ce cas nos lectures seraient fort restreintes et nos distractions intellectuelles limitées. C'est même toute cette gangue continuellement brassée qui permet peut-être d'en extraire des joyaux indiscutables.

Il faut donc, à mon avis, essayer de créer beaucoup d'instruments, en vertu de la loi dont je parlais dans un chapitre précédent et qui veut que tout outil nouveau favorise l'éclosion d'idées nouvelles. D'une pensée incomplète, d'un essai infructueux, d'une idée même fausse par l'effet même du contraste, peuvent naître une pensée à terme, une idée juste et une réalisation concrète pratique. Dans un embryon vivant à son premier stade quelques traits sont à peine ébauchés ; ils esquissent cependant, en même temps qu'ils le portent en puissance, ce que sera l'être arrivé à son épanouissement. Et puis les idées naissent et vivent en nous à condition de les maintenir en état de vibration analogue au mouvement brownien ; elles vivent dans le trouble avant la décantation que leur font subir nos méthodes intellectuelles ; elles sont en suspension instable avant leur clarification et leur cristallisation.

Créons donc, au contraire, inventons, imaginons, au risque même d'être parfois ridicules devant nos œuvres avortées ; le ridicule sera pardonné pour l'effort s'il est sincère. Même si le résultat n'est qu'éphémère, allons toujours de l'avant, car le progrès dépasse cha-

X

que fois ses essais, et parce que, malgré les apparences, il n'y a pas de génération spontanée des idées : elles s'engendrent toutes dans une chaîne infinie dont beaucoup de maillons nous restent invisibles, ce qui nous les fait croire isolées et comme l'effet d'une illumination subite dans le champ obscur de la recherche. Une idée est toujours affiliée à une autre qui la précède et va rejoindre ainsi de proche en proche des origines lointaines ; aussi le cerveau le plus puissant est celui qui, dans la masse et la multiplicité des choses, sait faire les rapprochements les plus inattendus, et celui qui a le plus développé en lui la faculté d'association des images et des idées, reposant sur des connaissances sûres et sous le contrôle aigu d'une critique concomitante.

Au lieu de restreindre notre force prolifique, projetons-la au contraire ; des plus grands aux plus modestes apportons tous nos matériaux, même inachevés, qu'importe si sur le sable mouvant on peut bâtir le poids de la pyramide immortelle.

DES FAUSSES ATTRIBUTIONS D'INSTRUMENTS

Autant il faut être indulgent aux imperfections ou insuffisances d'une production instrumentale multipliée qui exprime un effort ou une recherche, autant il faut être sévère dans sa critique envers ceux qui, sans vergogne, s'attribuent des instruments qu'ils n'ont pas inventés : il s'agit d'un véritable rapt et qui est impardonnable, car il porte un préjudice moral à ceux qui furent des initiateurs et aussi aux honnêtes de la profession qui sont l'immense nombre. En tout cas, une génération n'a pas le droit d'emprunter à une autre qui l'a précédée sans lui rendre hommage, à plus forte raison de s'approprier purement et simplement son bien.

Avant de « sortir » une soi-disant nouveauté, l'information tout au moins s'impose, car elle pourra montrer d'abord qu'une réelle nouveauté est chose rare sous le soleil, permettra de rendre justice aux prédécesseurs et empêchera ce qui n'est que réédition. La consultation des vieux catalogues et des anciens atlas est éminemment instructive à ce sujet et porte à la modestie. Feuilletez, par exemple, de près, cet admirable monument de science et d'art, qui en beaucoup de ses parties n'a pas été dépassé, bien qu'il date déjà de 60 ans, l'Atlas d'Anatomie et de Médecine opératoire de Bourgery et Jacob, vous verrez avec surprise que bien des instruments qui nous sont servis dans des traités importants signés de noms célèbres, je ne dis pas illustres, étaient déjà créés et la propriété des réels inventeurs. Ce sont là de véritables plagiats. De la part de certains, c'est en tout cas un manque d'instruction historique du savoir, et une absence de fonds réel qui constitue cet état d'esprit, que nous avons vu pendant la guerre, chez quelques-uns appelés à faire de la thérapeutique des blessures et qui ont cru découvrir la chirurgie, et, ce qui est plus grave, nous ont inondé de leur révélation.

Je ne peux m'empêcher de rire, quand je vois vendre avec un sérieux imperturbable des instruments sous le nom de maîtres d'aujourd'hui, alors que c'étaient les maîtres de ces maîtres qui les avaient créés. Mais voilà ! ces créateurs sont morts ; ils ne protesteront pas contre leurs disciples dont l'étiquette a, pour le marchand, une valeur plus marchande ! Je ne veux nommer personne, car je ne veux pas entreprendre ici une polémique trop facile, et parce que ce n'est pas toujours leur faute à ces expropriateurs, la chose se faisant parfois à leur insu, et parce que, sûrement, pèse d'un poids assez oppressant sur leur conscience le fait de se voir attribuer par un engouement qui ne se justifie pas ou pour des raisons de publicité commerciale, des inventions qui ne sont pas les leurs.

Il y a aussi l'état vraiment fâcheux de quelques-uns, que l'apparition d'une nouveauté remplit d'une malsaine jalousie, ce qui les incite immédiatement à faire une imitation, généralement inférieure, en tout cas dans laquelle étant ignorants ou impuissants, ils se font aider par de véritables techniciens, et pour laquelle ils espèrent bien, par leur situation plus en vue ou consacrée, submerger l'humble et véritable producteur. D'autres trouvent plus simple, appréciant l'intérêt des distances diminutives, de proclamer à cors et à cris que cela a été déjà fait à l'étranger.

Il y a encore le fait trop fréquent de celui qui apporte une idée intéressante à ceux qui matériellement peuvent la réaliser. Une indifférence affectée accueille le novateur ; on laisse passer le temps niveleur et qui apporte l'oubli, et un beau jour l'idée méprisée reparaît, passée au bénéfice de celui qui avait commencé par l'étouffer et ayant acquis la valeur que peut lui donner l'organisation puissante d'une firme.

Par contre, il faut bien le dire, il y a des chirurgiens qui n'ont pas la moindre notion de mécanique, n'ont pas d'imagination et ne savent pas tracer un schéma, qui se croient obligés pour leur notoriété de produire des instruments qui porteront leur nom retentissant. Ils vont trouver le vrai technicien, le grand fabricant, et sans l'ombre d'une maquette, d'un dessin même qu'ils ne sauraient d'ailleurs faire, avec quelques paroles vagues essayant de traduire une idée plus vague encore, lui disent : « Faites donc quelque chose sur cela ! » Il y a alors quelque chance que l'instrument soit bon, car ils n'y sont pour rien, les hommes de l'art, véritables mécaniciens ou ingénieurs, ayant seuls travaillé. Il est vrai que si ces derniers étaient chirurgiens et anatomistes, comprenant mieux la réalité vivante que l'on ne connaît bien que lorsqu'on l'a maniée en opérateur, l'instrument pourrait être meilleur. En somme, ces chirurgiens qui *commandent* ainsi des instruments, ne sont pour rien dans leur invention et me font l'effet de ceux qui passent chez le bon faiseur et illusionnent en paraissant bien habillés !

Il y a heureusement ceux qui, véritablement, pensent et travaillent, apportent tout au moins quelque chose de substantiel ; ils ne bouleversent pas toujours d'un bloc, mais ils réalisent de petits progrès qui se totalisent et arrivent à un perfectionnement utilisable par la majorité. Il y a enfin les grands, les génies, les créateurs, comme le Français Doyen ou le Belge Lambotte, pour ne citer que les deux noms les plus dominateurs à ce point de vue dans ces vingt dernières années, qui, non seulement ont été visités par la lumière abondante et renouvelée de l'idée, mais qui ont fait les schemas, les devis, les dessins, les maquettes de leurs instruments et ont été, en bons ouvriers, mécaniciens et ingénieurs, jusqu'à les fabriquer.

On le voit, en ceci comme en toute chose, il y a les beautés et les laideurs : j'estime que dans une mise au point il ne faut cacher ni les unes ni les autres, et qu'il faut avoir le courage de dire, ce que l'on ose proférer le moins, la vérité. Cette production instrumentale est une véritable bataille d'acier ; peu importe qu'il y ait beaucoup de cliquetis, si, en définitive, les instruments parfaitement venus, ceux d'élection, s'adaptent bien à la chair palpitante des opérés et servent à les guérir.

TOUT INSTRUMENT PERFECTIONNÉ DIMINUE L'ACTION DE L'AIDE OU LA SUPPRIME

LA CHIRURGIE SANS AIDE

L'idéal de la chirurgie est de pouvoir opérer sans aides. Quand je dis idéal de la chirurgie je veux dire *idéal de l'opération proprement dite*, car la chirurgie dans son ensemble, ses préparatifs, son organisation, exige un personnel stylé accomplissant impeccablement les mêmes actes répétés avec la conviction absolue qu'ils doivent être parfaits pour concourir à la réussite finale. Un chirurgien qui a un gros débit, c'est-à-dire qui est obligé dans une même séance de faire plusieurs opérations importantes, ne doit pas avoir à s'occuper personnellement de mille menus détails qu'il a dû prévoir une fois pour toutes, quitte à les améliorer à l'occasion, et qu'il a confiés à l'exécution de son entourage agencé et réglé comme un mécanisme vivant dont chaque rouage remplit une fonction précise et rien que celle-là : il ne doit qu'avoir à prendre le bistouri ; et alors qu'il dépend *de tant de choses*, opérer avec l'esprit qu'il ne dépend de *personne*.

Au chirurgien qui, dans l'acte opératoire, ne compte pas sur autrui et s'aide lui-même, le ciel est avec lui.

L'intervention sans aide direct, sans assistant, peut se faire dans un très grand nombre de cas s'il ne s'agit pas de choses importantes. Je pense, et j'ai montré par l'exemple, qu'elle peut s'exécuter même pour les choses les plus difficiles et les plus redoutables. J'ai déjà dit, en 1906, dans mon article : *La laparotomie en gynécologie*, écrit pour le Livre d'Or offert au Pr Pozzi : « que le chirurgien devrait, à sa table d'opération, travailler comme l'ouvrier à son établi ».

J'ai soulevé encore cette question de chirurgie sans aide, il y a une dizaine d'années, à la Société des Chirurgiens de Paris, et elle a donné lieu à une discussion des plus intéressantes. J'ai pratiqué des hystérectomies abdominales très compliquées sans être assisté et j'ai prouvé personnellement que presque toutes les opérations étaient ainsi réalisables.

Maintenant que nous recourons plus souvent à l'anesthésie locale par infiltration, à l'anesthésie rachidienne, à celle des splanchniques, l'aide anesthésiste peut être supprimé, et on peut dire que vraiment le chirurgien, pour ce qui est de l'action directe, peut opérer et opère en solitaire. Mon ami Burty (de Paris), est celui d'entre nous qui est allé le plus loin dans cette voie et qui y applique, avec un succès remarquable, une constance digne d'être suivie par un plus grand nombre.

Il vaut mieux être à même de pouvoir se passer d'aide que d'avoir à sa remorque un mauvais assistant. Il y a des aides maladroits, ou timorés, ou intempestifs, ou improgressifs : ils constituent un embarras ; ils donnent la sensation de tirer à soi un boulet qui vous empêche d'avancer ; on ne peut les entraîner dans la progression et la rapidité de son action ; il faut s'attarder à leur lenteur, réparer parfois leurs erreurs, faire face à leurs « gaffes », recommencer leur ouvrage « saboté », dominer une impatience que l'on n'aurait pas sans eux et, qu'inconscients, ils mettent à votre compte ! Bref, ce sont des gêneurs plutôt que des auxiliaires utiles. Ce qu'il y a de plus curieux, c'est que cet état manuel et médullaire inférieur, oserai-je dire, contraste parfois avec un état cérébral normal ou même supérieur. Il en est de même chez nombre de chirurgiens : il semble qu'il y ait en eux une dissociation de l'intelligence et de la faculté d'agir. Les uns comme les autres, distingués par ailleurs, devraient renoncer à la chirurgie : il faudrait que de bonnes âmes, à contre-cœur tranchantes, aient le courage de le leur dire. En chirurgie, pas de sentiment ; il faut avoir une âme de fer avec des instruments d'acier : le sentiment est réservé au malade et le meilleur moyen de le lui prouver est d'opérer uniquement dans son intérêt sans souci aucun de paraître inflexible et sans tendresse à son entourage quand il fléchit. Il vaut mieux également ne pas recourir, dans certaines circonstances urgentes à des aides, que d'avoir affaire à des aides inconnus, même dût-on avoir la chance de tomber sur quelqu'un ayant des aptitudes innées. Fussent-ils médecins, il en est qui ne sont pas du tout au courant des choses de la chirurgie, ne soupçonnent même pas, dans leur étonnement profane, l'importance que vous pouvez attacher à certains détails dont la chirurgie est faite, et, d'ailleurs, par la diversité des maladies qu'ils soignent chaque jour, ne peuvent vous répondre honnêtement de leur asepsie. Ces aides de fortune, sans jeu de mots, rendent le chirurgien bien infortuné : il est préférable d'être apte à s'en passer.

Je ne veux pas dire par là que ma tendance serait d'exclure le médecin de cet ensemble, de cette sorte de drame plus ou moins intense et quelquefois même angoissant, qu'est l'*Opération*. Pas du tout. Je pense seulement qu'on doit l'éliminer de *l'action directe*, de la collaboration sur la plaie opératoire. Il n'y a de bonne chirurgie, je parle de la grande qui cherche la perfection et le résultat certain, qu'accomplie en équipe indissoluble, continuellement entraînée, comme l'a bien montré la guerre, comme tous ceux qui sommes réellement organisés le montrons tous les jours. C'est un fait indiscutable et le médecin, qui se soucie avant tout de l'intérêt et de la sauvegarde de son malade ne doit pas y mettre d'amour-propre déplacé. D'ailleurs, je considère que le médecin doit faire partie de cette équipe chirurgicale, mais à sa place, *à titre médical*. Un grand opéré ne doit pas l'être sans la présence de son médecin. Si le médecin est absent, il manque à son devoir. Et pourquoi ? parce qu'il est pour ainsi dire le registre vivant de l'histoire clinique du malade qu'il a suivi des mois et parfois des années, parce que c'est avec lui seul, devant des circonstances fortuites, que le chirurgien peut se concerter et prendre une suprême décision. Du reste, que le chirurgien opère seul ou avec son aide habituel qui est le complément de son réflexe et parfois son miroir, le médecin a un rôle extrêmement important, primordial : sa place est à la tête de son malade qu'il réconforte et encourage moralement par sa présence si, comme il arrive souvent maintenant l'opéré n'est pas endormi. Il remplit une fonction médicale effective : il surveille le pouls et la tension artérielle, c'est-à-dire le cœur ; il surveille la respiration et la règle même au besoin dans l'anesthésie rachidienne : il surveille le visage et ses modifications colorées : il surveille au total *l'état général* du patient tandis que le chirurgien a son attention tout entière plongée dans *l'état local* de la région opératoire ; il est là pour porter son appoint au cas d'une alerte syncopale ; il est là encore pour signaler au besoin quelque détail matériel au personnel secondaire ; il est en somme dans cette petite salle où quelques êtres silencieux et attentifs sont penchés sur une existence, comme la vigie de la blanche barque qui porte la fortune, le sort, de l'opéré ; il est enfin, si je puis dire, l'agent de liaison entre l'opéré, le chirurgien et les membres de la famille qui attendent anxieux le résultat de l'opération ; c'est lui qui pare à leur inquiétude et résout avec le tact qui sied toutes ces questions d'ordre sentimental qui gravitent autour du malade. Et tout cela constitue un très beau rôle : il peut s'y confiner, laissant l'opérateur à la liberté et à la responsabilité de sa technique.

L'opération faite avec un aide entraîné présente cependant des avantages. D'abord de donner une plus grande sécurité au chirurgien et à son malade. Pour une raison ou pour une autre, qui se présentent rarement, heureusement, surtout chez les chirurgiens dans la force de l'âge, on peut avoir une défaillance. On a même vu des chirurgiens mourir subitement en opérant : cette mort glorieuse du chirurgien sur la table d'opération, comme au champ d'honneur et de travail, pourrait être funeste à l'opéré, surtout qu'il peut bien arriver, le patient n'étant pas endormi et seulement rachianesthésié, qu'il soit terriblement et mortellement impressionné par la chute effroyable sur son corps du cadavre de son opérateur ! Il est bon autant que nécessaire que, comme sur le terrain de bataille, un vrai aide, un chirurgien puisse continuer la séance pour n'avoir pas à déplorer deux morts au lieu d'une. Il y a quelques années, le Pr Berger est mort en opérant : heureusement pour le malade, mon ami le Dr Isclin (de Paris), alors chef de clinique de ce maître, était là; malgré une émotion bien légitime, il para à la situation avec un admirable sang-froid, acheva l'opération et guérit le malade.

Il arrive plus souvent que le chirurgien reçoive un jet, en pleine figure, de liquide purulent et éminemment septique, ou que par mégarde il se blesse. S'il est aidé convenablement, il peut suspendre quelques instants son intervention et prendre les soins nécessaires de précaution. S'il est seul au contraire à pouvoir continuer l'opération et si la vie du malade est en jeu, le chirurgien continuera stoïquement. Quelques-uns ont payé leur attitude héroïque d'une infection grave ou de la perte d'un doigt ou d'un œil : l'exemple le plus célèbre est celui de mon ami le Dr Louis Bazy (de Paris), le très savant et très habile chirurgien.

Quant on songe qu'une existence humaine peut dépendre de tels accidents, on ne peut se défendre du même sentiment que nous pouvons avoir à la pensée de l'attaque d'apoplexie subite qui peut foudroyer le mécanicien sur sa machine, dans un rapide ; aussi semble-t-il que la présence d'un aide intelligent et compétent soit rassurante.

Il y a aide et aide, en effet. Un aide sans culture, mais adroit, habitué, propre et imprégné seulement des notions matérielles indispensables, pourra rendre de grands services à l'intelligence et à l'adresse savante du chirurgien ; mais le chirurgien ne bénéficiera pas scientifiquement de son assistant. Si au contraire un chirurgien est aidé habituellement par un autre vrai chirurgien, ces deux hommes pourront s'adapter d'une façon extraordinaire et s'être d'un réciproque et fécond enseignement. J'ai vu, à l'étranger, quelques exemples de couples de chirurgiens, opérant et s'aidant à tour de rôle ; ces sortes de chirurgiens gémellés arrivaient à de très beaux résultats. Mais il n'est pas rare non plus que le chirurgien virtuose, quand il aide éventuellement soit un très mauvais assistant, parce qu'il manque d'entraînement spécial, parce qu'il est impatient d'action personnelle et parce qu'il s'ennuie vite à ce qu'il ne fait pas lui-même.

En tout cas, avec un aide qui, en dehors de sa compétence a du tempérament chirurgical, et avec lequel on a une similitude de réflexes, avec lequel « on coïnce ». véritablement, si je puis employer cette expression, on arrive à une méthode étonnante de précision, de dextérité et de rapidité. Je me souviens d'avoir réalisé jadis avec mon ami le Pr Caraven, le très distingué chirurgien d'Amiens, alors mon interne, des performances et, si je puis dire, des records inconnus à cette époque si ce n'est de Doyen et de mon ami le Pr J.-L. Faure, et pour des cas difficiles.

Qu'on accepte, suivant son tempérament, ses goûts, ses habitudes, ses aptitudes, la nécessité de l'aide ou sa suppression, il n'en est pas moins vrai que le développement moderne de l'outillage chirurgical tend à diminuer l'importance de l'aide, surtout quant à ce que sa fonction comporte *d'action statique*, c'est-à-dire l'écartement d'une région opératoire ou la position à donner à l'opéré, qui immobilisaient jadis parfois plusieurs assistants qui, par l'effet de la fatigue ou de la négligence remplissaient imparfaitement ce rôle. J'ai connu un temps où, pendant près de deux heures quelquefois, les aides (j'en fus), au cours d'une hystérectomie vaginale pour fibrome par exemple, écartaient péniblement avec des valves les parois du vagin ; tout jeune, je me souviens d'avoir autrefois, dans le service de Pozzi qui inaugurait cette manœuvre, réalisé la position déclive en soutenant avec un camarade, chacun un genou plié de la malade sur notre épaule : les tables à renversement n'existaient pas encore.

Qu'il s'agisse donc *d'immobilisation dans une position opératoire* donnée, pouvant être variée d'ailleurs au cours de l'intervention (position déclive dans les opérations gynécologiques, latérodéclives dans celles du rein, biclives ou incurvées dans celles du foie et des voies biliaires, légèrement proclives dans celles de l'estomac ou de l'intestin, de la position de Rose dans celles de la face, de la position assise dans celles du crâne ou du thorax, etc.), des tables opératoires sont là pour remplir d'une façon parfaite cet office ; qu'il s'agisse encore *d'éclairage* (lampes frontales, photophores, scialitiques, valves lumineuses, projecteurs, etc.), *d'assèchement* de régions ou d'organes, du sang ou de liquides divers répandus (aspirateur électrique), *d'arrêt du sang* (pinces hémostatiques de modèles divers suivant les vaisseaux ou les pédicules vasculaires), *d'écartement des plaies opératoires ou des régions anatomiques* (écarteurs autostatiques, laparostats, écarteurs intercostaux, valves à poids, ouvre-bouches, écarte-joues, écarteurs intermaxillaires, etc.), de *protection intestinale* (semelle métallique), de *refoulement intestinal* (entérostats), de *traction* (tire-bouchons), de *coaptation* (divers daviers et fixateurs en chirurgie osseuse), de *ligatures* (ligatures métalliques profondes de Michel), de *sutures* (agrafes métalliques, etc.), il est facile de se convaincre que tout cet arse-

XIV

nal chirurgical, créé surtout dans ces vingt dernières années, restreint d'une façon progressive l'action de l'aide, au point même qu'on peut entrevoir le moment où le chirurgien, dans sa salle d'opération bien outillée, pourra s'en passer, car on peut considérer chaque instrument comme un aide. La situation actuelle de l'aide devient de plus en plus une place de tout repos, où il occupe le point de mire, je veux dire (*mirare*, regarder) l'endroit le meilleur de tous (le *mirador*) pour suivre une opération dans ses moindres détails, où il a l'esprit tout à fait libre (plus que le chirurgien lui-même occupé intensément à agir et à penser avec rapidité), pour apprécier, juger et critiquer au besoin *in petto*, où il exerce en somme un rôle de surveillant, prêt à être un suppléant s'il le fallait, et où il a surtout une occasion merveilleuse et enviable : celle de s'instruire avec le plus de profit et le moins de tracas. On peut donc entrevoir comme proche l'avènement de la chirurgie sans aide ; elle n'est possible évidemment qu'avec une instrumentation appropriée qui, du reste, se développe chaque jour.

Il est permis de dire, en résumé, que *tout instrument perfectionné diminue l'action de l'aide ou la supprime*. Par contre *toute l'action opératoire tend à se multiplier et à se concentrer entre les mains du chirurgien* qui devra conduire son opération d'un bout à l'autre, depuis la prise du bistouri jusqu'au dernier point de suture, car il ne faut pas oublier qu'il aurait tort d'en confier une partie, la moins intéressante, à un assistant. Chaque détail a une importance en chirurgie et, s'il est minime, il n'en est pas moins gros de conséquences. L'opération est un tout complet, indissoluble. C'est une pièce en plusieurs actes, condensée, qui à l'encontre des tragédies sanglantes doit conclure à un dénouement heureux. Cette pièce, toute d'action guidée par une connaissance topographique approfondie et par une pensée hyperlucide et superprompte doit être jouée par un seul acteur. Il faut que le chirurgien, pour faire œuvre d'art en même temps que de science, opère comme l'artisan d'autrefois à son métier, et fasse tout le travail opératoire, et qu'il résiste ainsi à devenir comme l'ouvrier dans le machinisme moderne, préposé à la seule confection d'une pièce. Quant à l'aide direct, avant qu'il ne disparaisse, il ne jouera plus, en face de son maître, que le rôle de confident, toujours de « voyeur », parfois de souffleur, quelquefois d'inspirateur par un mot susurré à point ou un geste esquissé au moment opportun.

DE LA RAPIDITÉ OPÉRATOIRE ET DE SES RAPPORTS
AVEC L'INSTRUMENTATION

Quand on parle de rapidité opératoire, le profane, le médecin et même le chirurgien qui ne s'est pas attardé à réfléchir à ces choses, ne voit tout de suite que la virtuosité manuelle de l'opérateur et la rapidité que réalise la prestesse de ses doigts. Ce n'est pas une idée tout à fait exacte, ou, du moins c'est une idée incomplète.

Rapidité opératoire doit se rapporter à la *brièveté globale d'une opération*. Une opération est une action qui, dans les limites du possible, doit être rapide, c'est-à-dire courte par rapport à l'entreprise chirurgicale dans un cas pathologique donné. A part les esprits lents qui n'ont à leur disposition que des mains plus torpides encore et qui agissent lourdement et en peinant, personne ne discute la véritable utilité de la rapidité opératoire. Evidemment, sous prétexte de prestidigitation ou d'acrobatie manuelle visant à l'éblouissement de l'assistance, ce qui est se soustraire au sain jugement, car celui qui est ébloui ne voit pas et a oublié sa clairvoyance dans l'étonnement d'une admiration naïve, il ne faut pas vouloir aller vite à tout prix : mais, tant qu'elle ne porte préjudice en rien à la perfection du détail et surtout à la sécurité du malade, la brièveté d'une opération est tout au bénéfice de l'opéré. Il n'est pas indifférent de rester une demi-heure, une heure de moins même, dans certains cas, sur la table d'opération, car il y a des différences du simple au double suivant les opérateurs, et une demi-heure est si vite perdue au cours d'une opération ! Une anesthésie tourmentée et inégale, un contre-temps, des fils mal coupés, des essais infructueux pour enfiler des aiguilles, des ratés d'accrochages de fils, une ligature mal serrée, un bistouri qui coupe mal, une pince qui dérape, du sang trop lentement épongé, un hématome malencontreux ont vite fait d'allonger, par des causes secondaires, une intervention qui s'annonçait simple et normale. Asepsie plus certaine, puisque la plaie opératoire est exposée moins longtemps durant les manœuvres, perte de sang moindre, moindre choc surtout, moindre épuisement du système nerveux, car celui-ci est frappé plus ou moins même pendant l'anesthésie, moindre durée dans une position anormale comme la tête en bas pendant la déclivité qui donne de la congestion encéphalique, moindre congestion pulmonaire et intoxication du foie et des reins par les anesthésiques généraux, et, maintenant que l'on s'adresse plus souvent à l'anesthésie régionale qui a une durée limitée, nécessité plus grande d'avoir terminé avant que cette anesthésie ne soit épuisée, telles sont les raisons qui militent en faveur d'une opération rapidement menée.

L'instrumentation joue un rôle de premier plan dans ce que je pourrais appeler l'*horaire d'une opération*. Si elle est appropriée, parfaitement adéquate pour ainsi dire aux actes que l'on aura à exécuter, on gagnera un temps infiniment précieux. En chirurgie, à l'encontre de ce que croit le public qui considère une opération comme une passe d'armes brillante, tout est affaire de détails. Les plus grands, sûrs et meilleurs résultats dépendent du détail en apparence le plus infime, d'un instrument qui pique, coupe ou glisse bien. Un chirurgien qui ne veut pas s'enliser et se laisser aller à la douce facilité (j'allais dire au doux *farniente*), des habitudes, ne doit pas rester stationnaire, sans cela il est perdu pour son propre progrès ; il vieillira vite de pensée, de conception et par conséquent d'action, s'il renonce à être à l'avant-garde. Il faut qu'il renouvelle souvent son instrumentation, non seulement pour l'avoir fraîche et en parfait état de fonctionnement, mais pour adopter dans les acquisitions nouvelles ce qui peut lui paraître la plus petite amélioration. Il doit tout essayer, sans passion d'idée, sans jalousie surtout, sans impatient rejet du mécanisme auquel il n'est pas encore habitué ; il faut qu'il soit *en état d'assimilation continue*. C'est pour cela, d'ailleurs, que des esprits qui ne sont pas créateurs au sens réel du mot, mais qui par une intelligence éminemment prompte et intuitive dans la sélection et l'élection des nouveautés éparses qui surgissent, sont surtout des assimilateurs merveilleux qui jouent un rôle extrêmement utile au point de vue de l'exemple : ils portent l'assimilation à un degré tellement supérieur qu'elle en est une vertu et une qualité haute et ils réalisent en leur personnalité une synthèse qui est digne d'admiration, parce qu'elle représente, condensée, tout le progrès présent et protéiforme.

Des chirurgiens qui eurent leur heure, trop vite passée, hélas ! et qui n'ont pas compris dès le début, qu'en s'engageant dans leur dure et exigeante profession, ils étaient condamnés au changement et au progrès à perpétuité, sous peine de déchoir, traînent péniblement le pas à l'arrière-garde. Le grand chirurgien conserve l'âme inassouvie d'un petit élève désireux de s'instruire et se perfectionner sans cesse et, ainsi, il lui reste toujours de l'avenir bien qu'il avance en âge.

Les chirurgiens retardataires dans l'outillage et la technique, peuvent rester excellents dans l'enseignement clinique et la consultation. Ils devraient s'y localiser : ce serait pour eux une retraite belle d'activité pensante sinon agissante. Le Pr Poncet, de Lyon, est celui qui avait compris avec le plus de haute intelligence philosophique ce que devaient être les diverses phases de la vie chirurgicale. Faute de vouloir, avec des techniques mises au point, adopter l'instrumentation adéquate aux grandes opérations nouvelles, ces rétrogrades perdent quelquefois des malades qu'ils auraient sûrement guéri s'ils étaient outillés afin de bien voir ce qu'ils faisaient sans rien laisser au hasard ; en tout cas, il les auraient opérés moins laborieusement et les auraient guéris avec moins d'aléas et plus promptement : l'acte chirurgical n'est pas un tour de passe-passe.

Cela est tellement vrai, qu'un opérateur moyen comme habileté intrinsèque et comme rapidité de réflexes et intuition fine et rapide, pourra aller beaucoup plus vite et plus sûrement qu'un virtuose des doigts, parce qu'il suit fidèlement, scrupuleusement, une méthode à lui apprise clarifiée et simplifiée et appliquée avec l'instrumentation appropriée et complète. Malgré une absence totale d'originalité personnelle et l'absence de tout apport particulier, il arrive à un beau résultat positif, et comme on ne lui demande que cela, la chirurgie ayant un caractère au suprême point utilitaire et qu'en elle aucune considération explicative ne prime le fait : guérison ou mort, de même qu'en guerre : victoire ou défaite, et que n'ont indiscutablement raison que les vainqueurs, il accède au succès, n'étant en somme qu'un bon ouvrier docile ayant bien écouté un maître qui s'est, lui, créé soi-même. Quant à lui, il n'est pas véritablement un maître ; ce n'est qu'un plus ou moins parfait exécutant qui devient immédiatement inférieur et désorienté quand il s'éloigne du sentier accoutumé ; le vrai maître est toujours un penseur et, s'il est créateur en plus, il mérite le beau et rare titre de génie.

Pour revenir à la vitesse opératoire corrélative à l'instrumentation, en prenant un exemple parmi les morts inattaquables dans l'héritage spirituel qu'ils nous ont laissé, je pourrais citer Doyen. Comme autour de toute personnalité empreinte d'un sceau exceptionnel, la légende attachait autour de son nom ses guirlandes amplifiées. A une époque, il passa pour un opérateur aux doigts prestigieux exécutant ses opérations d'une manière fulgurante ; il n'était et ne pouvait être, à ce point de vue et à ce moment, dépassé par personne. Pour qui savait voir et se donnait la peine de réfléchir sur cet homme extraordinaire, ce n'était pas tant

XVI

son habileté naturelle qui était magnifique, mais que d'autres ont possédée autant que lui, qui faisait à un moment sa très réelle supériorité, que la prestigiosité de sa pensée créatrice et toujours en genèse, qui inventa des *techniques abréviatives* où il avait génialement trouvé la clef qui fait tourner avec aisance et directement la porte des difficultés retardantes, et qui créa vraiment lui-même de *merveilleux instruments* qui rendaient l'opération plus facile et plus rapide encore. Ceux qui étaient doués d'une dextérité innée n'eurent qu'à l'imiter pour l'égaler en rapidité. Ils ne s'en firent pas faute, et ils firent bien pour leurs malades : mais cela ne leur valut jamais d'être considérés comme des génies par les esprits sensés, sérieux et justes. A propos de cet homme qui laissa dans notre monde un si étonnant sillage, un frémissement passionnel persiste toujours dans les appréciations que l'on en fait encore. Ce serait de la renégation spirituelle d'oser dire qu'il ne nous a pas légué à tous un peu de sa puissance qui fut forte à l'égal d'un élément. Moi, parfaitement indépendant et qui ne fus pas son disciple, j'ai tenu, à propos de la rapidité opératoire, à donner cet exemple le plus démonstratif.

Ainsi donc, un bon appareillage, un bon outillage, une bonne instrumentation sans cesse à perfectionner concourrent à réaliser la rapidité d'exécution opératoire. Cette vitesse n'est pas, comme on le croit communément, tout entière inhérente au chirurgien, elle est en grande partie extérieure à lui. Sans l'instrumentation voulue l'opérateur est comme un guerrier désarmé et vulnérable ; malheureusement, ici, c'est l'opéré qui est surtout vulnérable et qui court les risques. Aussi faut-il que toutes ces choses matérielles soient prévues, prêtes, vérifiées, à portée, pour se lancer dans l'action avec toutes chances de réussite.

Faut-il des exemples pour montrer l'économie de temps que réalisent un bon outillage et une parfaite instrumentation ? Sans parler des tables opératoires diverses qui permettent de mettre le malade dans la position où il est plus facilement et plus rapidement opérable, il y a des tables instrumentales, déplaçables, qu'on peut élever et tourner, placer en face de soi, où les principaux instruments sont à portée plus directe de la main qui a a moins de chemin à parcourir et qui évitent à l'opérateur de se tourner derrière soi : j'ai créé une de ces tables à élévation et rotation il y a de longues années et l'ai exposée à un Congrès de Chirurgie. Plus tard, j'en ai vu à l'étranger et, maintenant, quelques opérateurs semblent vouloir s'en servir. De même, une économie de temps peut être retirée de la disposition ordonnée, méthodique, toujours la même, des instruments étalés sur une large table roulante, ce qui évite la recherche de l'instrument désiré dans une boîte métallique où il peut se confondre plus facilement avec les autres. Il y a vingt ans, chez Pozzi, j'avais substitué cet arrangement instrumental sur table unique aux boîtes métalliques. Doyen en avait fait autant, aussi voit-on dans son grand Traité de technique chirurgicale, toutes les descriptions des interventions précédées de la photographie de l'instrumentation nécessaire, arrangée méthodiquement sur la table instrumentale. Cette façon de faire se généralise, mais, comme on le voit, elle n'est pas nouvelle. De même, l'habitude de mettre à part, dans un plateau stérilisé, au fur et à mesure de leur utilisation les instruments afin de simplifier la table instrumentale et la désencombrer tout en n'utilisant l'instrument qu'une fois, est excellente et fait gagner un peu de temps sans en avoir l'air ; je l'ai inaugurée quand j'étais chef de clinique à Broca. Instrumentation au maximum à portée, et répartie méthodiquement, instrumentation au rancart tandis que l'opération progresse, instrumentation de réserve prête, contribuent à une addition de temps gagné.

Je ne dirai qu'un mot de la question d'éclairage, par la projection puissante et uniforme du scialitique, par celle du phare frontal, par la diaphanie intra ou interorganique, qui permettent de saisir immédiatement un plan de clivage ou le point qui saigne et dont on fait l'hémostase immédiate. Et que dire alors de l'instrumentation appropriée pour découvrir et voir la profondeur de la région opératoire, des écarteurs divers placés en quelques secondes et qui mettent immédiatement sous nos yeux les lésions à attaquer ? La valve abdominale de Doyen, trouvaille de génie, en est le prototype : elle n'a jamais été dépassée. J'ai été le premier à lui associer un écartement supplémentaire précieux et immobilisateur des champs intra-abdominaux par mon laparostat. Grâce à ces instruments divers dont beaucoup sont ingénieux, on constitue avec une rapidité extrême un champ découvert qui, par dessus le marché, vous laisse les mains libres, et on est plus aisément maître de la situation, car on agit avec plus de clarté, de sûreté, de rapidité, les notions visuelles donnant lieu à l'interprétation la plus rapide et la plus exacte, alors que celles du toucher, bien que très affinées, sont plus hésitantes dans leur recherche et demandent par conséquent plus de temps à évaluer. C'est quand ils ne voient pas suffisamment à cause de la complexité des lésions, c'est quand ils sont aveuglés par le sang qui sort on ne sait d'où, que certains chirurgiens — et cela peut arriver à tous — sont terriblement angoissés : leur cerveau *s'inhibe*, leur faculté d'interprétation et d'improvisation s'abolit, leur raison s'égare. Ces instruments ont apporté une sécurité extraordinaire et on peut dire qu'ils ont abrégé les opérations de moitié en chirurgie abdominale. Je citerai en passant l'action auxiliaire d'immobilisation et de contention, contre la poussée intestinale, d'instruments comme le cadre valvaire de mon ami le Pʳ J. L. Faure et Coryllos, et mon entérostat vec valve en cœur promontarienne.

Que d'autres exemples on pourrait citer encore ? Tout d'abord un bistouri qui taille et permet du premier coup une incision droite et nette, au lieu d'obliger à s'y reprendre à plusieurs fois, et permettra à la fin de l'opération une suture plus régulière, plus géométrique et plus rapide ; une aiguille dont la courbure appropriée facilitera singulièrement une suture intestinale profonde presque inaccessible, ou une péritonisation plus aisée et plus parfaite ; des agrafes de Michel qui se posent en quelques secondes ; un aspirateur électrique qui assèche en un instant une région opératoire ; une scie circulaire du Pʳ Cunéo qui détachera en un clin d'œil des copeaux ostéo-périostiques ; un trépanateur de de Martel qui détache en un rien de temps un volet crânien, etc., etc. Par d'autres citations innombrables on pourrait prouver que la chirurgie tend à devenir de plus en plus mécanique et par conséquent *plus vite*. Dans tous ces cas ce n'est pas tant la main qui est rapide, que l'instrument dont la force motrice est étrangère à l'opérateur. Cependant il est évident que si la main est habile l'instrument rendra mieux encore. Malgré tout le rôle de la main n'est pas diminué, au contraire, et il restera toujours le premier. D'ailleurs, elle est le *primum movens*. L'avantage d'une main adroite reste incomparable. Elles sont si diverses les mains et si caractéristiques parfois d'individualités ! Il est des mains intellectuelles et adroites, des mains fines et élégantes, des mains promptes et énergiques, des mains rapides dans la force, des mains douces et puissantes, des mains vivantes et belles, comme il est aussi des mains lourdes et gauches, des mains massives et sans harmonie, des mains lentes et molles, des mains dures et rêches, des mains brutales et inexpressives, des mains ophidiennement froides et désagréablement, et malsainement hyperhydriques ou exsudatives. Il y a donc les qualités morphologiques, physiologiques et même de santé de la main ; elles sont à prendre en considération. Il ne faut pas oublier cependant qu'il existe des mains d'apparence grossière et épaisse qui exécutent d'une façon insoupçonnée les mouvements les plus subtils. C'est merveille de voir certaines mains noires et noueuses d'ouvriers manier et ajuster les pièces les plus délicates, comme ne le feraient pas les doigts fuselés de bien des femmes. Tarnier, homme infiltré de graisse et bouffi de toutes parts, avait d'énormes mains succulentes : il était cependant un très adroit accoucheur. Péan, homme de grand format et de haute prestance, avait de puissantes et formidables mains dont l'une d'elles avait un doigt ankylosé : il fut l'opérateur le plus prestigieux de son temps. Doyen avait des mains d'égorgeur ; mais c'était pour terrasser le mal : il fut un splendide virtuose. Je ne veux citer aucun chirurgien vivant pour n'émouvoir personne, mais dans les mains supérieurement habiles de l'heure actuelle, il y a toute une gamme nuancée qui va de la main à la fois vigoureuse et preste de lutteur du Sud-Ouest de mon prestigieux ami le Professeur J. L. Faure à la main de prélat raffinée de mon ami Eugène Delaunay, chirurgien de l'Hôpital Péan ; et, il ne faut les passer sous silence, car elles ont su rester éminemment adroites en même temps que devenues glorieuses, les mains qui ont laissé des doigts à la guerre comme à la continuelle et parfois p rilleuse bataille de la chirurgie !

Donc, la rapidité opératoire n'est pas seulement le fait de la *conformation* de la main, ni de sa *dextérité* naturelle. Il faut tenir compte aussi de la dextérité cérébrale concomitante, si on me permet de parler ainsi, instinct subit du sauvage conservé en nous, qui constitue une intelligence psycho-motrice entière et non dissociée comme il arrive chez les trop purs intellectuels, instinct supérieur qui est de l'intelligence active et qui fait trouver à ceux qui la possèdent intacte le mouvement approprié et immédiat avec le minimum d'effort.

Les mains sont variables comme les instruments : il y a les bonnes et les mauvaises, comme il y a les bons et les mauvais instruments. Heureusement associés le rendement devient alors supérieur.

En somme, et pour conclure dans une mise au point, la rapidité opératoire est une *totalisation*. Elle résulte, dans l'ordre des facteurs suivants : 1° la faculté d'aperception aiguisée chez quelques-uns au point d'être de l'intuition et qui entraîne la rapidité de conception et de décision ; 2° la simplicité de la technique sans cesse perfectionnée et qui entraîne la rapidité des manœuvres ; 3° le fonctionnement facile d'une instrumentation adéquate et qui entraîne une addition auxiliaire sans cesse grandissante ; 4° la dextérité digitale qui est une des plus grandes caractéristiques de l'individualité du chirurgien et qui, bien que naturelle chez ceux qui sont doués, demande à être cultivée.

On voit à quoi tient la rapidité d'une intervention : elle n'est pas un mystère.

XVIII

DYNAMISME ET TAXISME OPÉRATOIRES

Définition de ces termes.

J'entends par ces deux mots l'ensemble des forces et des mouvements utilisés dans une opération en général.

Il n'est pas inutile de réfléchir à l'analyse et à la coordination des mouvements élémentaires qui sont à la base des actes si divers d'une intervention et d'essayer de faire un exposé de dynamique et de taxisme opératoires, car cette étude qui n'a jamais été faite à ma connaissance, aura au moins un premier résultat auquel on ne peut refuser un certain caractère pratique, c'est de servir de base à une classification rationnelle des instruments.

Les actes du Chirurgien dans leur ensemble.

Le champ anatomique est vaste, les maladies sont polymorphes, les opérations nombreuses ; et, sans s'en douter, le chirurgien exécute des actes extrêmement variés dans l'exercice de sa thérapeutique à caractère si manuel.

Pardon à l'avance, pour en donner une idée approximative, de couler dans la formule synthétique d'une phrase, ce bloc de *verbes actifs* qui expriment *l'action* plus encore que grammaticalement.

Le chirurgien coupe, sectionne, ouvre, troue, enfonce, crève, ponctionne, évacue, résèque, décolle, clive, décortique, injecte, introduit, irrigue, lave, draine, rugine, râcle, scie, dilate, pince, broie, visse, coud, cloue, **suture**, coapte, agrafe, frappe, ligature, fait de la traction, explore, sonde, écarte, protège, soutient, comprime, brûle, cautérise, etc., etc.

Les mouvements élémentaires.

C'est là beaucoup d'actes en vérité, mais si leur combinaison varie à l'infini suivant le but que se propose l'opérateur, au point de vue dynamisme et taxisme, mécanique en un mot, quand on y regarde de près ils se réduisent à des mouvements élémentaires qui sont : *presser, tirer, pousser, tourner, élever, abaisser* un instrument donné.

Mais, presser, tirer, pousser, tourner, élever, abaisser sont des mouvements qui peuvent, pour qu'il y ait une résultante, ou se faire en un mouvement *unique*, ou bien *alterné*, ou encore multiplement *répété*, ou enfin *combiné*. De plus, ils peuvent s'exécuter à des degrés de force échelonnés sur une graduation extrêmement nuancée, ou bien *légèreté*, subtilité, finesse, délicatesse extrêmes, ou bien *rapidité* et agilité inouies, ou enfin *force* maxima dont peut être susceptible un homme.

Ces mouvements au point de vue physiologique.

Les mouvements du manieur d'instruments se passent principalement dans la main, l'avant-bras, le bras et même l'épaule qui contiennent les masses musculaires motrices. C'est une erreur de croire que la main seule agit dans la plupart des actes chirurgicaux : c'est surtout l'avant-bras, le bras et l'épaule qui agissent en jouant le *rôle dynamique*, actif, alors que la main se contente parfois de jouer un *rôle statique*, passif, en tenant serré seulement l'instrument comme dans un étau (exemple le plus banal : pousser une aiguille à manche). Il ne faut pas oublier que les doigts ne possèdent en majeure partie leur si agile mobilité que grâce aux muscles de l'avant-bras, les muscles de la main proprement dits ne jouant que le rôle d'auxiliaires avancés de la musculature antibrachiale réduite au niveau de la main, à ses tendons. Ce n'est pas que par sa main que l'homme est adroit ; il l'est autant par les autres parties motrices de son membre supérieur ; toutefois, c'est à la main qu'est localisée pour ainsi dire toute la surface de sensibilité tactile qui est le point de départ de l'intelligence, la conductrice et la frénatrice du mouvement.

Mais quand il s'agit de motricité humaine, ce n'est pas tant dans la morphologie musculaire, myologique, qu'il faut la considérer ainsi qu'on a l'habitude de le faire, que surtout dans la morphologie articulaire, arthrologique. Toute cette mécanique a pour siège, en effet, les articulations qui comptent par-dessus tout et qui sont : les articulations digitales, carpiennes, du poignet ou radio-cubito-carpienne, du coude ou huméro-cubito-radiale, de l'épaule ou scapulo-humérale. Le muscle, c'est la puissance, mais l'articulation est le centre mobile où s'engendrent les directions à donner aux leviers squelettiques.

Quant aux mouvements réalisés par le mécanisme humain que représente le bras ou membre supérieur (et je veux me borner là, ne voulant naturellement pas pousser jusqu'à envisager le système nerveux périphérique et central d'où vient l'influx), ils se réduisent en définitive à des mouvements élémentaires qui sont : *flexion, extension, adduction, abduction, rotation, circumduction,* pouvant produire toutes les associations taxiques.

De telle sorte qu'en dernière analyse : la *Pression,* la *Traction,* l'*Impulsion,* la *Torsion,* l'*Elévation,* l'*Abaissement* qui sont les mouvements irréductibles par lesquels se manient tous les instruments chirurgicaux, sont une résultante de : la *Flexion,* de l'*Extension,* de l'*Adduction,* de l'*Abduction,* de la *Rotation,* de la *Circumduction* (cette dernière n'étant d'ailleurs elle-même qu'une association des autres), qui sont les mouvements irréductibles se passant dans presque tous les centres articulaires autour desquels gravitent les leviers osseux, formidables ou ténus, mobilisés par le muscle, puissance motrice qui groupe ses accumulateurs d'énergie dans des cases anatomiques régionales ou loges aponévrotiques contentives.

Presser, Tirer résultent d'une flexion multiple, *Pousser,* résulte d'une extension, *Tordre* d'une rotation ou d'une circumduction, *Elever,* en général d'une abduction, et *Abaisser* d'une adduction. Mais la plupart de ces mouvements, dans leur souplesse et leur rayonnement, sont d'origine polyarticulaire.

Opérations sanglantes et non sanglantes.

On a coutume de considérer comme opération chirurgicale, *l'opération sanglante,* c'est-à-dire nécessitant une ou des sections diverses qui obligent à l'arrêt du sang ou hémostase, alors qu'il existe des opérations où il n'y a pas de sang versé, des *opérations non sanglantes* où l'on se borne à pénétrer dans un organe sans créer une solution de continuité et à en extraire un corps étranger pathologique ou non qui ne peut en sortir naturellement. Ces dernières opérations n'en sont pas moins très difficiles parfois et demandent beaucoup d'adresse et d'habitude pour réussir l'extraction sans blesser l'organe contenant : il y faut des instruments très compliqués ou délicats dont le maniement exige une très grande subtilité de sensation tactile ; l'exemple le plus frappant en est la lithotritie du calcul vésical.

Cela ne veut pas dire qu'une opération sanglante soit forcément une opération écarlate où beaucoup de sang est répandu : la plupart des opérations actuellement bien menées et soigneuses ne sont pas rouges, comme le profane en a facilement la vision ; « l'opération doit être une messe blanche », comme je l'ai dit déjà dans mon article : la *Laparotomie en gynécologie,* écrit en 1906 pour le Livre d'Or offert au Pr Pozzi. Il ne faut pas l'oublier : à l'encontre de ce que croient les non initiés, le *rôle du chirurgien n'est pas de verser le sang, mais au contraire de l'arrêter.* C'est de travailler contre la continuelle menace hémorrhagique et en faisant constamment face à l'irruption sanguine, qui fait la difficulté et la supériorité même de la technique chirurgicale sur presque tous les métiers manuels où se déploie cependant tant d'habileté et de finesse. On me permettra de citer comme exemple curieux d'opération anhémorrhagique mon procédé de redressement et de fixation de l'utérus par la ligamento-pexie rétro-utérine transligamentaire qui peut s'exécuter sans presque verser une goutte de sang. Le chirurgien n'est donc pas forcément un saigneur et la chirurgie une boucherie!

De quels actes se compose, en général, une opération sanglante?

Pour opérer, il faut :

1° Se frayer un chemin *naturel* ou *artificiel* pour arriver sur l'organe ou les organes à atteindre.

2° Explorer et saisir l'organe ou les organes qu'il y aura lieu ou d'enlever, ou d'ouvrir simplement, ou de réparer, ou de modifier.

3° Isoler et séparer l'organe ou les organes d'avec les organes voisins avec lesquels ils se trouvent en connexion anatomique.

4° Lier les pédicules vasculaires faisant l'apport sanguin nourricier à l'organe porteur d'une tumeur par exemple et que l'on enlève, ou assurer l'hémostase progressive des tranches de section de l'organe sur lequel on intervient et qu'on laisse après l'avoir réparé ou plus ou moins modifié.

5° Fermer le chemin artificiel que l'on a été le plus fréquemment dans l'obligation de créer, en procédant à la réfection des divers plans anatomiques.

En somme : *atteindre, explorer, isoler, hémostasier* l'organe, et *clore* le trajet.

Plan et synthèse de l'action opératoire.

Au total, le chirurgien fait :

1° Une pénétration régionale dans l'organisme où il doit porter son action thérapeutique.

2° Une fois dedans, suivant le but poursuivi, il fera :

— Ou une suppression ou exérèse d'organe, *opération exérétique* (qu'on m'autorise à créer ce néologisme), dont le type est l'amputation (amputation *externe* : exemple celle d'un membre, ou amputation *interne* : exemple celle de la matrice).

— Ou une réparation d'organe, *opération réparatrice* dont le type est, par exemple, la chirurgie réparatrice de la face pour plaies de guerre, où encore celles des greffes cutanées ou osseuses.

— Ou une modification d'organe, *opération modificatrice*, dont le type est, par exemple, la modification d'un trajet ou d'un circulus (divers abouchements de l'estomac et de l'intestin, de la vésicule et des canaux biliaires, etc.), ou d'un orifice insuffisant (diverses stomatoplasties utérines ou autres, etc.).

— Ou une reconstruction et même une création complète d'organe, *opération constructrice ou édificatrice* dont le type est, par exemple, toute opération pour remédier à une anomalie congénitale (bec-de-lièvre fissure palatine, imperforation de l'anus, extrophie de la vessie, création d'un vagin artificiel, etc.).

Du reste, ces diverses modalités peuvent se combiner, et une opération consiste souvent à la fois en une *exérèse*, une restauration ou *réparation* de l'organe où l'on a enlevé le mal, une *modification* de ses connexions, et l'*édification* ou la *construction* de nouvelles relations interorganiques (exemple typique : une gastre tomie plus ou moins étendue avec gastro-enterostomie).

3° Une fermeture du chemin parcouru, car une fois entré dans la région anatomique et terminée l'action principale, il s'agit d'en sortir en laissant le moins de désordre et de trace. De toute façon, le chirurgien devra obeir à un grand principe : se rapprocher de l'état anatomique normal, ou de l'état anatomo-physiologique, ou du moins de l'état physiologique, ce qui est l'essentiel.

En résumé, de ces faits et de ces considérations générales qui sont une façon d'essayer de voir de haut et d'ensemble, ce qui est toujours intéressant pour ceux qui, ayant la faculté d'analyser, ont un certain penchant complémentaire pour la synthèse, en résumé, de ces faits et de ces considérations qui servent de base à des déductions successives qui aboutissent à la conclusion qui m'importe en ce qui concerne l'instrumentation qui est le cœur de mon sujet, en résumé donc, le chirurgien, dans l'opération en général :

— pour la pénétration intra-organique, emploie la *section*,

— pour l'action intra-organique, combine la *section* et la *coaptation*, sous les modes les plus divers.

— pour la fermeture organique, emploie surtout la *coaptation*.

De telle sorte que la technique chirurgicale comprend, d'une façon générale, deux grands actes chirurgicaux : l'*Exérèse anatomo-pathologique*, la *Réfection anatomo-physiologique*, que l'on réalise par deux sortes d'action instrumentale qui se réduisent en dernière analyse à la *Section* et la *Coaptation* dont nous allons passer en revue les modalités variées et les formes instrumentales essentielles.

EXÉRÈSE ANATOMO-PATHOLOGIQUE : ÉTUDE D'ENSEMBLE DE LA SECTION OU TOMIE.

La *Section* que je désigne aussi pour plus de compréhension générale par le néologisme partiel de racine grecque : Tomie, qui signifie coupure, division, comprend tous les modes, déjà créés et à venir, de couper, diviser, séparer, et poursuit trois buts :

1° d'*ouvrir* une voie, à travers les régions anatomiques, à l'action chirurgicale.

2° de *donner issue* à des liquides (*évacuation*) ou à des corps solides (*extraction*).

3° de *supprimer* par une *exérèse totale* d'un bloc ou par fragmentation sous la forme de morcellement ou de broiement, ou par une *exérèse partielle*.

De plus, dans certaines catégories de cas, elle peut avoir pour but de bâtir le travail, de préparer la coupe de tissus divers en vue d'une réparation organique ou d'une construction organique (*greffage, confection histologique d'organes artificiels*).

La *Section* ou *Tomie* est donc essentiellement polymorphe, mais sous ses différents aspects qui se condensent en : une *Effraction anatomique*, une *Suppression pathologique*, une *Préparation édificatrice anatomo-physiologique*, elle poursuit toujours les mêmes buts. Il faut dire que, le plus souvent, leur action se combine à l'infini.

Nous allons passer en revue : 1° Comment e fait la *Section ou Tomie* (par l'Effraction, l'Evacuation, l'Extraction, la Suppression) ; 2° *Avec quoi elle s'exécute* (par les formes instrumentales).

A. — Effraction.

Par ce terme général, j'entends toutes les manières d'*ouvrir* :

— 1° *pour s'ouvrir un passage opératoire à travers les régions anatomiques.*

Cette ouverture se fait tantôt à travers des parties anatomiques *molles*, tantôt à travers des parties anatomiques *dures* (souvent à travers les deux espèces de parties).

Celle qui se fait à travers des *parties molles* se fait : soit à travers des plans superficiels externes (cutanés, musculaires, graisseux, aponévrotiques), soit à travers des plans profonds internes (ex. organes pleins : cerveau, poumon, foie, rate, rein, etc. ; organes creux : estomac, vessie, etc. ; conduits : intestinaux, biliaires, etc.), soit à travers des cavités naturelles à revêtement muqueux (naso-pharynx, vagin, etc.). Et l'on recourt pour cela à l'*incision* (terme qui se rapporte surtout à l'action du bistouri) et à la *section* (terme qui se rapporte surtout à l'action des ciseaux).

Celle qui se fait à travers les *parties dures* se fait à travers le système squelettique, os ou cartilages, et cela au moyen de *résections* ou de *trépanations* diverses, ostéotomies, diaphysotomies, épiphysiotomies, crâniectomies, laminectomie, costectomie, chondrectomie, etc.).

2° *pour donner issue, soit à des liquides organiques normaux ou pathologiques* (Evacuation), *soit à des corps étrangers ou pathologiques* (Extraction), *soit à des organes malades que l'on supprime* (Suppression).

B. — Evacuation.

L'évacuation consiste à donner issue à des liquides organiques normaux ou à des collections pathologiques.

L'évacuation des liquides organiques normaux vise surtout : le sang et le liquide céphalo-rachidien.

On donne issue au sang pour soulager une tension sanguine ou extraire des substances toxiques en suspension dans le liquide sanguin (saignée), ou encore extraire une certaine quantité de sang, jusqu'à un demi-litre, pour le transporter et le donner à un autre organisme déficient (transfusion sanguine). Souvent même, avec ou sans prise sanguine préalable on injecte dans le torrent circulatoire une substance thérapeutique, par exemple les sels arsenicaux (injection médicamenteuse). Cette issue, suivie ou non d'injection se fait dans l'immense majorité des cas au niveau d'une veine, soit par *incision* (phlébotomie), soit par *ponction* (phlébo-puncture).

On donne issue au liquide céphalo-rachidien ou pour soulager une tension méningo-crânio-rachidienne, ou pour lui substituer des substances anesthésiques (rachianesthésie). Cette issue, suivie ou non d'injection, se fait au niveau du rachis par *ponction* (méningo-puncture).

L'évacuation des collections pathologiques formées de sang, de sérosité, de pus.

Ces collections sont superficielles ou profondes :

Superficielles, elles s'abordent en pénétrant à travers les plans extérieurs cutanés, adipeux, musculaires, aponévrotiques, dans les parties molles en un mot de la périphérie du tronc et des membres.

Profondes, elles s'abordent soit en pénétrant dans les cavités formées par le système osseux, dans les parties dures en un mot, par le squelette central : boîte crânienne, canal rachidien (collections intra-crâniennes et intra-rachidiennes), dans les cavités formées par le squelette périphérique (collections intra-épiphysaires, intra-diaphysaires, collections intra-articulaires), soit en pénétrant dans l'organisme à travers les cavités naturelles à orifice extérieur : fosses nasales, conduit auditif, bouche, vagin, rectum, urètre, etc.), soit en pénétrant dans les sacs séreux de l'organisme : péricarde, plèvre, péritoine, vaginale, méninge arachnoido-pie-mérienne, synoviales, etc., contenues dans le crâne, le thorax, l'abdomen, le bassin, les membres, soit en pénétrant par leur intermédiaire dans leur parenchyme plein : cerveau, cervelet, poumon, foie, rate, testicule, soit encore en pénétrant dans les réservoirs des voies biliaires et urinaires (vésicule biliaire, bassinet, vessie), soit enfin dans les collections kystiques internes formant des tumeurs kystiques (kystes hydatiques du foie ou de la rate, kystes de l'ovaire, etc.). Ces dernières collections sont souvent évacuées par ponction préalable plus ou moins abondante pour en diminuer le volume afin de les extraire par une incision extérieure plus petite, en pratiquant en somme un dégonflement qui est le pendant du morcellement pour les tumeurs solides et du broiement pour les corps durs.

Ces collections sont sanguines, séreuses, purulentes.

Sanguines, et le sang est accumulé par une extravasation traumatique ou par un processus pathologique, qui forment ce qu'on appelle les hématomes ou les hématocèles (hématome intra-crânien, hématome pleural, hématocèle péritonéale, hématocèle vaginale, hématorachis, hemopericarde, hématomètre, etc.).

Séreuses, et la sérosité est produite par un processus phlegmasique aigü ou chronique qui forme ce qu'on appelle des phlegmasies séreuses ou hydrocèles (pleurésie séreuse, péricardite séreuse, hydrocéphalie, ascite, hydrocèle vaginale, etc.).

Purulentes, et le pus est le résultat du phlegmasies aigües ou chroniques abcédées (méningite, péricardite, pleurésie, péritonite, cystite purulentes, otite, vaginalite, cholécystite, pyélite suppurées ; suppurations pelviennes ; abcès du rein, de la prostate, du sein, abcès froids ; pyomètre, pyosalpinx, etc.).

Ces collections pathologiques réclament pour leur évacuation : l'incision, la ponction, la trépanation.

L'incision : celle dont nous avons déjà parlé dans s'effraction qui consiste dans la traversée des parties molles pour arriver jusqu'à la collection ; et celle qui consiste dans la traversée de la paroi de la poche kystique au moyen du bistouri et des ciseaux, aidés quelquefois préalablement de la ponction exploratrice de certitude, et de la sonde cannelée conductrice, complétée quelquefois aussi de la crevaison à bout du doigt ou par les ciseaux fermés et de la dilacération agrandissante : la colpotomie pour suppuration pelvienne en est le prototype.

La ponction qui se fait directement de l'extérieur de l'organisme (*ponction directe,* par exemple : de la plèvre, du péricarde, de la vaginale, etc.), ou indirectement de l'intérieur de l'organisme (*ponction indirecte,* par exemple : du kyste de l'ovaire après une laparotomie préalable).

La ponction n'est, en somme, qu'une section circulaire, tubulaire, à plus ou moins grande lumière (par les trocarts biseautés ou non, à mandrin ou non, par les aiguilles tubulées des seringues).

Ces ponctions sont généralement appelées paracentèses : paracentèse abdominale, thoracentèse, etc.

La trépanation, qui comprend celle que nous avons déjà indiquée dans l'effraction et qui consiste dans la traversée des parties dures, osseuses, pour se frayer une voie opératoire vers les organes profonds sièges de la collection (trépanation crânio-pariétale pour abcès du cerveau, par exemple), et trépanation directe pour aboutir à une collection intra-osseuse (trépanation de la mastoïde, et trépanations diaphysaires ou épiphysaires pour ostéomyélite suppurée, par exemple).

En somme, l'Évacuation des collections séreuses se fait presque toujours par la *Ponction ;* celle des collections sanguines, tantôt par la *Ponction,* tantôt par l'*Incision ;* celle enfin des collections purulentes, quelquefois par la *Ponction* (ex.: pleurésie métapneumonique), le plus souvent par l'*Incision,* parfois par la *Trépanation.*

L'Évacuation, première forme de la Section ou Tomie a, en définitive, trois modes : l'Incision, la Ponction, la Trépanation évacuatrices.

C. — Extraction.

Si l'Évacuation consiste à donner issue à des liquides organiques normaux ou à des collections pathologiques, l'Extraction consiste soit à *prélever* des tissus anatomiques normaux, soit à *extirper* des tissus pathologiques procédant en tumeurs, soit à *enlever* des corps étrangers.

a. *Extraction de parties anatomiques normales.*

Le prélèvement de tissus anatomiques normaux utilisables se fait pour leur transport ou leur rapprochement dans un autre lieu plus ou moins éloigné de l'organisme, où on les implante afin de combler, par la greffe, des pertes de substance d'origine traumatique ou non, ou de faire certaines substitutions d'organes, ou encore de procéder à la taille, à la coupe d'étoffes tissulaires superficielles ou profondes en vue de modifier, de compléter ou même de créer de toutes pièces des *organes absentés* par accident ou blessures de guerre, ou certaines exérèses chirurgicales qui se complètent par une substitution (exemples : réfection du nez, réfection d'un pouce détruit par greffe du gros orteil comme l'ont réussie Lambert, de Lille, et Petit, de Château-Thierry, greffe du prépuce sur le pouce comme j'en ai eu le premier l'idée et l'ai réalisée dans un cas de cicatrice enfouissante par brûlure, réfection du rectum, etc.), ou encore *d'organes absents* par anomalies de développement (dont l'exemple le plus curieux est la création d'un vagin artificiel au moyen d'un segment intestinal, très bien étudié anatomiquement et opératoirement par mon ami Hovelacque, etc.).

Ces prélèvements tissulaires portent donc suivant les cas sur des *productions histologiques molles* (épiderme seul, dermo-épiderme, peau tout entière, graisse, muscles, muqueuses même), et sur des *productions histologiques dures* (fragments cartilagineux, fragments osseux et même des os entiers comme le péroné).

Leur débit se fait en *pellicules* (épidermiques), *lambeaux* (dermo-épidermiques, périostiques), *copeaux* (cartilagineux, osseux), *fragments* (cartilagineux, osseux).

Cette extraction de parties anatomiques normales se pratique par les modes de section suivants : *incision* (au bistouri ou lames tranchantes diverses), *section* (aux ciseaux) pour les parties molles, suivant qu'on veut des pellicules, des lames, des lambeaux ; *section* (au ciseau, aux scies, gouges, pinces à l'emporte-pièce), *décollement* (à la rugine pour détacher les gaines périostiques) pour les parties squelettiques.

b. *Extraction de corps étrangers.*

L'enlèvement des corps étrangers vise : les corps étrangers exotiques ou accidentels et les corps étrangers autochtones produits par un processus pathologique.
Extraction des corps étrangers exotiques ou accidentels :

1° Corps étrangers venus de l'extérieur et introduits par des orifices et conduits naturels : Le plus souvent on peut les extraire au moyen du *pinçage* ou de *l'accrochage* au moyen de pinces, de crochets, d'instruments divers adaptés aux organes et aux objets à en retirer et en se guidant avec des instruments explorateurs et éclairants ou avec des miroirs projecteurs : otoscope, nasicope ou rhinoscope, œsophagoscope, trachéoscope, rectoscope, urétroscope, cystoscope, etc.), et alors sans opération sanglante ; quelquefois on est obligé de les extraire par une opération sanglante, au contraire, comme l'œsophagotomie, la cystotomie, etc. (*incision, pinçage, accrochage, traction*).

2° Corps étrangers venus par effraction à travers les tissus :

Le type en est les projectiles de guerre, balles ou éclats d'obus, avec les débris vestimentaires ou autres qu'ils peuvent entraîner. On les extrait le plus souvent par opération sanglante, au moyen de *l'incision*, aidée du *pinçage* et de la *traction* sous le contrôle de l'écran radioscopique.

Extraction des corps étrangers autochtones ou produits par un processus pathologique.

Il s'agit le plus souvent de productions pierreuses, de calculose ou de lithiase, au niveau principalement des organes annexes du tube digestif (lithiase biliaire, pancréatique) ou des organes génito-urinaires (lithiase rénale, urétérale, vésicale, prostatique).

Pour l'extraction de ces calculs, on peut pour les uns, la réaliser au moyen d'opérations non sanglantes par le *broiement*, comme la *lithotritie* du calcul vésical, pour les autres au moyen uniquement d'opérations sanglantes consistant généralement à s'ouvrir une voie (cholécystotomie, cholécystectomie, cholédocotomie, pyélotomie, néphrotomie, cystotomie) ; pour quelques-uns on a la possibilité de recourir à l'un ou l'autre moyen, comme la lithotritie ou la cystotomie pour le calcul de la vessie.

Le *broiement* est un mode spécial d'extraction consistant à diminuer le volume du calcul en le fragmentant et en réduisant les fragments en poussière que l'on pourra ensuite facilement évacuer, et au moyen d'instruments introduits par les voies naturelles (urètre) appelés brise-pierres ou lithotriteurs. Le broiement est le pendant du dégonflement, du morcellement, de l'écrasement.

c. *Extraction des tumeurs.*

L'extirpation de tissus pathologiques procédant en tumeurs a pour objet d'extraire ces tumeurs, par énucléation, du sein des organes où elles sont incluses, en laissant l'organe indemne, ou du moins sans supprimer l'organe et sa fonction.

Ces tumeurs sont *liquides ou kystiques* (ex.: kystes hydatiques du foie, de la rate, du poumon, du cerveau, des muscles, kystes intra-ligamentaires du ligament large, etc.) ; ou *solides* (ex.: fibromes de l'utérus, adénome prostatique, adénomes du sein, tumeurs cérébrales, cérébelleuses, bulbo-protubérantielles, etc.).

Cette extirpation se fait par *énucléation*, précédée naturellement de l'incision ou de la trépanation pour se faire jour, au moyen de manœuvres de *décortication* pour laquelle on utilise la *préhension* et la *traction* qui permettent de faire une circumduction digitale ou instrumentale à la périphérie de la tumeur pour la détacher des parties molles circumvoisines. Cette extirpation par énucléation nécessite parfois l'action auxiliaire de *l'évacuation par ponction* pour les tumeurs liquides ou de la *fragmentation par morcellement* pour les tumeurs solides (ex.: la myomectomie vaginale d'Amussat, Péan, Segond, ou la myomectomie abdominale de Témoin, Tuffier, etc., que j'ai remises en honneur, en 1901, dans mon travail sur la Chirurgie conservatrice dans le traitement des fibromes).

Les *instruments de prise, de préhension ou de traction* pour pratiquer cette extirpation par énucléation ou désenclavement sont des pinces à plateaux ou à anneaux qui servent à saisir ou amorcer les parois des poches kystiques, ou des pinces à mors généralement dentés ou des instruments piquants à extrémité hélicoïdale ou bien en crochet (vissage ou accrochage) pour les tumeurs solides).

Des *instruments aidant à la décortication* sont quelquefois employés, sous forme de spatules spéciales ou simplement de ciseaux courbes fermés qui peuvent en même temps faire office de levier.

Les *instruments réalisant la diminution de la tumeur* pour faciliter son extirpation par évacuation sont des trocarts de formes et de lumières diverses avec ajutage ou non, et par morcellement sont des bistouris ordinaires et parfois spéciaux comme les couteaux bitranchants.

D. — Suppression.

Je réserve ce nom à l'enlèvement partiel ou total d'un organe, siège d'une altération pathologique qui le rend sans valeur ou d'une tumeur dont la nature histologique ou la complexité topographique sont telles qu'il faut supprimer l'organe ou la plus grande partie de l'organe pour rendre l'opération utile et complète ou simplement possible. L'exérèse organique est donc partielle ou totale.

L'exérèse organique partielle est celle qui enlève le mal exprimé par des fongosités, des végétations, des ulcérations bénignes ou malignes à la limite plus ou moins étroite et éloignée en tissu sain, de l'altération pathologique, afin d'y appliquer ensuite, le plus souvent, des traitements physiothérapeutiques complémentaires.

Cette suppression s'exécute sous forme d'excision (par le bistouri ou les ciseaux), ou encore sous forme de râclage, de curage, de curetage (par des cuillers tranchantes ou curettes), ou enfin sous forme de brûlage ou cautérisation (par des thermocautères ou des galvanocautères).

L'exérèse organique totale est celle qui enlève le mal développé en tumeurs, circonscrites ou non, infiltrées ou non, ulcérées ou non, bénignes ou non, en supprimant l'organe entier qui les porte.

Elle s'exerce sur des organes durs (diverses parties du squelette), ou sur des organes de consistance plus ou moins molle (organes creux : tractus digestif, estomac, intestin, appendice, vessie, etc. ; organes pleins : rate, rein, utérus, ovaire, testicule, sein, etc.), ou enfin sur des organes composés à la fois de parties dures squelettiques centrales et de parties molles enveloppantes (membres).

Qu'il s'agisse alors de résection, d'amputation d'organes entiers : viscéraux, splanchniques ou de membres, ces organectomies totales, comme par exemple la gastrectomie, la colectomie, l'appendicectomie, la néphrectomie, l'hysterectomie, l'ovariectomie, la mammectomie, sont les prototypes des opérations qui nécessitent l'action chirurgicale sous sa forme la plus complète et la plus complexe, mettant en jeu la *section* (par instruments tranchants : bistouri, ciseaux, pinces coupantes, etc., par instruments cautérisants : thermo ou galvanocautère dans l'appendicectomie et certaines résections intestinales, par instruments sciants : scie diverses en lames dentées ou en fils à torsade) et recourant aux modes adjuvants de la *préhension*, de la *traction*, du *morcellement* (par des instruments appropriés et variables suivant les organes pour faciliter l'extirpation de certaines tumeurs) et même à l'*écrasement* ou histotripsie (par l'angiotribe pour l'écrasement des gros pédicules vasculaires — d'ailleurs, le pincement des vaisseaux dans l'hémostase courante n'est qu'une angiotripsie en petit ; par les écraseurs gastriques ou intestinaux). L'histotripsie dont on fait en ce moment l'application assez courante, rend des services très précieux ; il faut s'en servir en attendant mieux, mais je ne pense pas qu'elle soit appelée à un avenir certain.

II. — MOYENS INSTRUMENTAUX.

En passant en revue l'Effraction, l'Evacuation, l'Extraction, la Suppression, nous avons entrevu les moyens instrumentaux et les formes instrumentales que ces diverses modalités de la Section utilisent. Nous allons les préciser.

XXV

Ces différentes interventions qui, d'ailleurs, s'additionnent et se combinent souvent, se font avec des instruments primordiaux, essentiels à chacune d'elles et des instruments accessoires.

Le morcellement des parties molles ou des parties dures n'est qu'une forme de la section ; l'écrasement n'est qu'une forme accessoire et non indispensable d'ailleurs ; le broiement s'adressant à des parties extrêmement dures ou pierreuses constitue au contraire l'action principale et unique, de même certaines extractions de corps étrangers qui se font par des instruments tout à fait spéciaux.

Instruments spéciaux.

Ce sont des instruments qui coupent, ou bien brisent ou extraient par les voies naturelles.

Instruments coupants :

Ces instruments sectionnent en tranchant, sciant, thermocautérisant.

Les instruments de section par tranchant sont les couteaux, les ciseaux, les pinces-gouges, les curettes, etc.

Les *couteaux* comprennent les lames tranchantes de toutes formes et dimensions : le bistouri en est le type le plus commun. Cependant, il y a des couteaux plus spéciaux : les couteaux à amputation, le bistouri à résection, des couteaux pour prélever des greffes ; l'amygdalotome, l'urétrotome, certains instruments pour enlever les végétations adénoïdes, les rugines servant à décoller le périoste, sont aussi des couteaux.

Ces sortes de lames destinées le plus souvent à sectionner des parties molles, quelquefois des parties dures comme le cartilage, se distinguent essentiellement par un fil tranchant unilatéral et externe et sont supportées par un manche. Ces instruments d'une seule pièce, je veux dire par là non articulés, se manient par une prise   et un appui de la main et par des mouvements qui sont ou des flexions des doigts, ou des flexions dans le poignet ou dans l'articulation du coude, suivant qu'on incise, dédole, dissèque, ou même dans l'articulation de l'épaule comme les mouvements de circumduction dans les grandes amputations : l'usage de ces lames est unimanuel, c'est-à-dire n'exige qu'une seule main.

Les *ciseaux* comprennent également des formes très variées, de dimensions très diverses. Elles servent surtout à sectionner les parties molles. Elles sont en leur principe constituées par deux branches articulées dont les extrémités agissantes sont disposées en deux lames coupantes se regardant par leur fil interne et sectionnant par coincement. Leur extrémité de prise est disposée en anneaux. Leur maniement se fait par un écartement et une pression alternative du médius et du pouce qui agissent par des mouvements de flexion, d'adduction et d'abduction. Leur usage est unimanuel également. L'articulation la meilleure et la plus courante aujourd'hui des ciseaux est l'articulation de Collin qui a été une trouvaille ingénieuse et pratique.

Les *cisailles* se distinguent en général des ciseaux en ce que leur force est plus grande et que la partie destinée à la prise n'est pas disposée en anneaux, mais en simples branches ordinairement aplaties. Elles sont destinées à la section de parties dures, osseuses. Il en existe d'usage tout à fait spécial comme les costotomes. Ces instruments articulés possèdent comme les ciseaux des lames tranchantes droites ou courbes, une articulation en vis ou à la Collin et des branches de prise dont l'écartement est souvent maintenu par une lame en ressort. Leur maniement se fait à pleine main et exige une forte pression de tous les fléchisseurs de la main et de l'avant-bras ; d'usage unimanuel généralement, pour plus de puissance de pression on utilise quelquefois la force des deux mains.

Les *ciseaux à froid*. Ce qu'on appelle le *ciseau*, au singulier, est un instrument d'une pièce, comme le bistouri, composé d'un manche et d'une lame dont le tranchant est disposé à l'extrémité de la lame et non latéralement comme dans le bistouri, et tantôt rectiligne ou incurvé suivant que la lame est plate (ciseau ordinaire) ou creusée en gouttière (gouge). Le ciseau à froid, rectiligne ou en gouttière est destiné à la section des parties osseuses en copeaux, et procède par morcellement. En tant qu'instrument coupant, il est manié par une prise à pleine main en général et exige donc la flexion forte des muscles fléchisseurs de l'avant-bras et de la main, mais il ne peut agir qu'actionné par un instrument contondant, un instrument de frappe, le marteau. Ces ciseaux à froid et ces gouges sont donc des instruments passifs, pour ainsi dire, dont le maniement exige une action bimanuelle, la force, le dynamisme, venant de l'instrument contondant, le marteau, complémentaire et indispensable.

XXVI

Les *pinces-gouges* sont des instruments tranchants qui pourraient être rangés dans la catégorie des cisailles en ce sens que ce sont des instruments constitués par deux branches articulées dont la partie manche est sans anneaux. Leur partie coupante ou mordante est disposée en gouge, droite, courbe, demi-courbe, ou angulaire en bec. Ces pinces coupantes sont destinées au morcellement des parties squelettiques, quelquefois des parties molles (pinces à morcellement de l'amygdale). Leur maniement est exactement celui des cisailles. Toutes les pinces à l'emporte-pièce peuvent également rentrer dans ce groupe.

Les *curettes* sont des instruments d'une unique pièce : un manche portant une extrémité coupante disposée en cuiller à bords tranchants, fenêtrée ou non. Elles sont employées pour l'ablation de parties pathologiques molles ou dures : fongosités, végétations, etc. Leur maniement se fait en appuyant et en ramenant en râclant la partie tranchante ; la prise du manche exige naturellement la flexion totale de la main, mais les mouvements agissants se font surtout par flexion et extension alternative du coude complétés par des mouvements partiels d'élévation et d'abaissement de l'épaule. Leur usage est unimanuel.

Les *trocarts*, qui se composent d'un tube à extrémité coupante, biseautée le plus souvent ou non, et son complétés ou non par des mandrins et des ajutages qui peuvent même permettre l'aspiration par un vide préalable (appareils de Potain, Dieulafoy, etc.), peuvent être rangés parmi les instruments tranchants ; ce sont des cylindres coupants. Parmi eux on pourrait classer les tubes tranchants de Doyen pour morcellement des fibromes utérins. Il faut, en tout cas, y comprendre les grosses aiguilles à ponction. Tous ces instruments simples, tubulaires, servent surtout à l'évacuation. Les mouvements utilisés pour les manier se réduisent à une physiologie simple : la préhension du tube par flexion des doigts aidée quelquefois, s'il est gros, de l'empaumement pour pousser, enfoncer l'instrument au moyen d'une adduction forte du poignet ou d'une extension du coude. Ce qui fait la délicatesse de ce maniement est qu'il faut freiner le mouvement de l'impulsion en ayant le sens de la profondeur à ne pas dépasser. Ce maniement est unimanuel.

Les *instruments de section par sciage* comprennent des instruments très variées de forme, mais dont l'action se réduit au frottement répété et plus ou moins rapide de lames découpées et dentées ou de tiges portant des aspérités. C'est ainsi que nous avons :

Les *scies en lames* qui comprennent : les *lames plates rectilignes dentées*, de différents formes et montages, de façon à tendre ou mobiliser la lame (comme la scie à chantourner), et qui se manient avec des mouvements de va-et-vient nécessitant en dehors de la prise du manche par flexion forte de la main, la flexion et l'extension de l'articulation du coude et de l'épaule ; — les *lames plates en disques dentés ou scies circulaires ou rotatives*, qui pivotent sur un manche, sont mues d'un mouvement très rapide par l'électricité et n'exigent que la tenue par flexion du manche en faisant pression et en dirigeant le sens de la section ; — les *lames en couronnes dentées*, montées sur vilbrequin qui sont utilisées depuis longtemps pour la trépanation par détachement de rondelles osseuses et qui nécessitent pour leur manœuvre un appui d'une main pour faire pression sur le point de section et des mouvements de prise du manche par flexion de la main et enfin des mouvements légers de flexion et d'extension au niveau du coude et des mouvements de circumduction au niveau de l'épaule ; — les *lames en tranches semi-lunaires* groupées à l'extrémité d'un pivot constituent ce qu'on appelle les *fraises* ; elles sont montées sur un vilbrequin et mues comme les couronnes de trépan. Elles servent aussi à la trépanation ; elles agissent par rodage ou rabotage vertical en détachant de tout petits copeaux ; elles ont été introduites en chirurgie par Doyen.

Les *scies en fils à torsade*, dont le type est la scie de Gigli, analogue comme montage et comme maniement aux scies en lames rectilignes dentées ordinaires.

Les *scies en chaîne*, composées de maillons articulés porteurs de petites dents sur un de leurs côtés ; elles permettent le sciage dans des régions difficilement accessibles et où, grâce à la mobilité polyarticulée de la chaîne, on peut l'introduire par un orifice pour la faire ressortir par un autre. Ces scies en chaîne munies de petits manches à chacune de leurs extrémités qui permettent de faire la traction, se manient par des mouvements alternatifs de balancement pour ainsi dire sur le point d'appui à sectionner qui est inférieur ou postérieur, c'est-à-dire en dessous au lieu d'être en dessus comme dans la section par les scies plates rigides. Les principaux mouvements se passent dans l'articulation du coude, en flexion et extension alternatives, dans l'articulation de l'épaule et jusque dans les muscles du dos. Leur maniement est essentiellement bimanuel.

Les *scies en tige à torsade* sont constituées par une petite tige dont l'aspérité de rodage résulte de sa forme en torsade. Cette petite tige est tenue dans le sens vertical par un dispositif spécial qui lui permet de pivoter à une grande vitesse, grâce à l'électricité principalement. La section se fait par rodage rotatif en appuyant fortement la tige et en la poussant au fur et à mesure comme si l'on poussait une charrue. Le maniement de cet instrument que l'on appuie et que l'on pousse suivant une ligne à sectionner est bimanuel. Le prototype de cette sorte de scie est le trépanateur de de Martel.

Les *instruments de section par thermocautérisation*, soit par thermocautère (le Paquelin, l'aphysocautère), soit par le galvanocautère que l'on utilisera de plus en plus, sont utilisés surtout en chirurgie intestinale pour obtenir en même temps que la section la désinfection par cautérisation, comme dans l'appendicectomie, la section du grêle, du côlon.

Instruments de broiement.

Le prototype en est le lithotriteur pour calculs de la vessie. Bien que perfectionné par Guyon et Collin, cet instrument, à l'encontre de l'opinion courante, existait avant Guyon qui s'en servit le plus magistralement. Le maniement du lithotriteur n'exige pas des mouvements très complexes de la part de l'opérateur : il agit, en effet, par une préhension du calcul entre des mors puissamment dentés, puis en une pression écrasante par vissage n'exigeant pas de réel effort ni même de finesse ; en revanche, par l'exploration dans le milieu vésical, la saisie du calcul ou de ses fragments sans pincer les parois de la vessie, la manipulation du brise-pierre, du lithotriteur, demande au chirurgien toute la subtilité de toucher dont il est capable. La physiologie musculaire qui actionne cet instrument ne demande donc aucune indication.

Instruments spéciaux d'extraction.

Dans certaines opérations non sanglantes qui se font le plus souvent par les voies naturelles, quelquefois par effraction tout à fait minime, l'extraction directe constitue toute l'intervention, mais exige certains instruments extracteurs spéciaux, en dehors des pinces habituelles et de tout ce qui peut avoir une prise suffisante, comme le parapluie de Fergusson, le panier de Kirmisson pour corps étrangers de l'œsophage, la pince de Petit de la Villéon pour fragments projectiles inclus dans le parenchyme pulmonaire.

Instruments Accessoires.

Le maniement des instruments primordiaux de la Section, surtout par couteaux, ciseaux, gouges, curettes, etc., est grandement facilité par des instruments accessoires qui ont surtout pour but la préhension de l'organe à extirper ou de la partie pathologique, les tumeurs en particulier à extraire de l'organe.

Il s'agit surtout de *pinces* presque toutes sur le même modèle quant aux branches à anneaux pour les manier et quant à l'articulation qui est celle de Collin avec crémaillère et qui diffèrent surtout par l'extrémité préhensive présentant des dents en plus ou moins grand nombre, ou bien des plateaux, ou bien des cadres ronds, carrés, ovales pour saisir des parties d'organes ou des organes entiers, comme l'utérus ; il s'agit aussi de *pinces dites à disséquer* à griffes ou sans griffe par lesquelles on manie les tissus que le bistouri sépare, dont les branches plates font ressort, ce qui les maintient écartées et que l'on manie par pression des doigts comme un porte-plume ; il s'agit encore de *crochets ou harpons* que l'on implante dans une tumeur solide et sur lesquels on opère une traction qui en facilite l'énucléation ; de même, enfin, il s'agit d'instruments hélicoïdaux en *tire-bouchons*, par exemple pour les gros fibromes de l'utérus, ou d'instruments à ailette faisant point d'appui comme les *désenclaveurs* de la prostate, etc.

Parmi les instruments accessoires, non indispensables, mais produisant une action adjuvante, on peut ranger ce que j'appelle les *histotribes*, parmi lesquels on utilise surtout les angiotribes, que Doyen introduisit en chirurgie et les *écraseurs* de l'estomac et de l'intestin. Le maniement de ces derniers instruments est basé sur le principe du levier et du coinçage avec force de pression multiplicatrice au moyen de certains dispositifs.

III. — Résumé de la Section ou de l'Exérèse. anatomo-pathologique.

L'exposé analytique que je viens de faire a permis de porter l'attention sur la relation des actes chirurgicaux d'une partie de l'opération en général avec les moyens instrumentaux auxquels l'évolution chirurgicale a abouti actuellement et la physiologie motrice qu'elle exige de la part de l'opérateur. Une condensation de ce chapitre en fera mieux saisir et retenir l'ensemble.

A. — Modalités de la Section ou Tomie.

Sous le terme général de *Section* on peut grouper toutes les manières de couper, de séparer les tissus et les organes dans un but d'exérèse anatomo-pathologique le plus souvent. Les diverses modalités de la Section ou Tomie peuvent être réparties sous les quatre chefs suivants :

1° L'*effraction* qui est, le plus fréquemment, la partie initiale de l'opération et qui consiste à s'ouvrir un passage à travers les régions anatomiques pour arriver sur le véritable lieu central de l'intervention où se fera l'acte principal (incision quand il s'agit de parties molles, trépanation quand il s'agit de parties osseuses).

2° L'*évacuation* qui donne issue à des liquides organiques normaux (sang, liquide céphalo-rachidien) ou à des collections pathologiques (séreuses, sanguines, purulentes, superficielles ou profondes), et qui utilisent soit l'incision, soit la ponction, soit la trépanation.

3° L'*extraction*, qui est tantôt l'extraction de parties anatomiques normales, consistant à prélever des productions histologiques molles ou osseuses dans un but de greffe pour des organes absentés par accident traumatique ou absents par anomalie ; tantôt l'extraction de corps étrangers par ou sans opération sanglante : corps étrangers exotiques ou accidentels (en utilisant l'incision, le pinçage, l'accrochage, la traction), ou corps étrangers autochtones produits par un processus pathologique, comme la lithiase (en utilisant le broiement ; — tantôt l'extraction par énucléation des tumeurs, kystiques ou solides, incluses dans les organes en conservant l'organe et sa fonction (en utilisant l'incision, la préhension, la décortication, la traction, et comme auxiliaires, quelquefois la ponction diminuante pour les tumeurs liquides et le morcellement amoindrissant pour les tumeurs solides, afin de faciliter l'extraction tout en faisant une mutilation moins importante).

4° La *suppression*, type de l'opération aux actes les plus complexes, et qui consiste à enlever le mal avec l'organe qui le porte par une exérèse partielle ou totale et qui utilise, en même temps que les modes habituels de section, la ponction, le morcellement, l'écrasement ou histotripsie.

B. — Moyens instrumentaux.

Les *instruments primordiaux* de la Section sont : 1° des *instruments coupant par un tranchant* comme les bistouris et couteaux, parmi lesquels il faut ranger des couteaux tout spéciaux, l'urétrotome par exemple ; les ciseaux droits ou courbes, pointus et mousses ; les cisailles, les ciseaux à froid plats ou en gouttière comme les gouges ; les pinces-gouges, les curettes : certains trocarts même. Ces instruments tranchants d'une façon spéciale sont disposés en lames plates ayant un tranchant latéral externe (couteaux, quelquefois bitranchants) en lames plates ayant leur tranchant à l'extrémité (ciseaux à froid), en lames plates s'opposant par leur fil tranchant interne et agissant par coincement (ciseaux), en lames incurvées en gouttière et tranchantes à leur extrémité (gouges), en lames en cuillères tranchantes (curettes), en lames cylindriques ou tubulées à orifice tranchant (trocarts). Ces divers instruments tranchants sont ou à manche simple (bistouris, gouges, etc.), ou à deux branches articulées avec ou sans anneaux (ciseaux, pinces-gouges, etc.). — 2° des *instruments coupant par sciage*, et les scies qui affectent les formes les plus diverses, sont en lames plates et rectilignes, en lames plates en disques dentés, circulaires et rotatives, en lames plates semi-lunaires ou fraises, en couronnes dentées. — 3° des *instruments coupant par cautérisation* (thermo, galvanocautère). — Il faut ajouter à ces instruments primordiaux, essentiels, les instruments de broiement ou lithotriteurs, et les instruments spéciaux d'extraction où le principal acte est celui de l'extraction (corps étrangers pathologiques ou non).

Les *instruments accessoires*, sont tous ceux qui favorisent la préhension sous la forme de *pinces*, les plus variées, par dents, griffes, plateaux, anneaux, de *crochets* ou harpons, de *tire-bouchons*, de *désenclaveurs*, etc.; — et ceux qui favorisent la section des tissus par histotripsie préalable, comme les *écraseurs*.

En somme, les instruments pour la partie exérétique de l'opération, si je puis dire, sont : *sectionneurs* (par tranchage, sciage, raclage, cautérisation) ; *extirpateurs* (par dégonflement ou évacuation, morcellement, écrasement, broiement préalables) ; *préhenseurs* (par pinçage, accrochage, harponnage, vissage).

C. Physiologie du maniement instrumental.

Qu'ils réalisent le sectionnement, le dégonflement, l'écrasement, le broiement, le morcellement, le désenclavement, etc., qu'ils soient tranchants, piquants, mordants, coinçants, contondants, cautérisants, etc., tous ces instruments demandent de la part de l'opérateur une physiologie motrice localisée surtout à tout le membre supérieur et non pas simplement à la main qui ne joue souvent qu'un rôle passif, celui de tenir l'instrument. Les mouvements

XXIX

exigés pour le maniement instrumental se réduisent à presser, tirer, pousser, tourner, élever, abaisser.

En somme, la Pression, la Traction, l'Impulsion, la Torsion, l'Elévation et l'Abaissement se condensent dans les mouvements élémentaires de flexion, extension, adduction, abduction, rotation, circumduction, se passant dans les centres articulaires du membre supérieur depuis ceux des doigts jusqu'à ceux de l'épaule.

Presser, tirer, exigent une flexion active, *pousser* est le résultat d'une extension active, *tordre* est celui d'une rotation ou d'une circumduction, *élever* provient en général d'une abduction, *abaisser* demande en général une adduction.

Ces diverses actions élémentaires très souvent se combinent et dépendent plus de la morphologie de l'instrument et de sa mécanique, que du but que poursuit l'instrument. C'est ainsi que les instruments tranchants comprennent des formes où la main joue un rôle passif de préhension, tandis que le mouvement actif se passera dans l'articulation du coude ou de l'épaule. Exemples : le simple bistouri, dans bien des cas, quand il ne procède pas à de la dissection en pointe est tenu simplement par la main, alors que les principaux mouvements actifs se passent dans l'épaule ; le ciseau à froid est tenu fermement dans la main, mais les principaux mouvements se passent dans le poignet ; les ciseaux ordinaires sont actionnés surtout par des mouvements se passant dans les articulations du pouce et du médius ; les scies ordinaires sont mues surtout par des mouvements actifs de flexion et d'extension se passant dans le coude avec des mouvements complémentaires se produisant dans l'épaule; les instruments hélicoïdes comme le tire-bouchon pour fibromes exigent des mouvements se passant surtout dans le poignet, mouvements de rotation et de circumduction, mais aussi dans l'épaule où se produit surtout une adduction ; les instruments de traction, les pinces en général se manient, après la prise par serrement, par un mouvement se passant dans l'articulation de l'épaule et les muscles du dos qui s'insèrent à l'omoplate.

En tout cas, les instruments de section, d'une façon générale, qu'ils soient d'usage unimanuel ou bimanuel, exigent une combinaison motrice souvent complexe, mais dont l'action principale se passe de préférence dans une des articulations du membre supérieur, les autres articulations fournissant l'action auxiliaire complémentaire. Aussi peut-on dire que l'adresse n'a pas sa localisation exclusive dans la main, qu'elle est d'ordre beaucoup plus général qu'on ne le croit communément, et qu'il y a lieu pour le chirurgien de la développer par une culture physique plus étendue qu'on ne se l'imagine.

RÉFECTION ANATOMO-PHYSIOLOGIQUE : ÉTUDE D'ENSEMBLE DE LA COAPTATION

La coaptation comprend tous les modes d'union des divers tissus qui ont été divisés, séparés, dissociés, soit par un traumatisme, soit par l'opérateur, dans un but d'exérèse anatomopathologique ou de modification des connexions anatomiques.

Les opérations, comme je l'ai dit plus haut, peuvent être classées en opérations exérétiques réparatrices, modificatrices, édificatrices, quand on les considère dans ce qu'elles ont d'essentiel; mais elles ont rarement ce caractère exclusif et la plupart comportent une mise en œuvre plus ou moins complexe des actions diverses primordiales sur lesquelles s'établit cette classification.

En effet, le plus souvent, une opération est une combinaison empruntant des moyens multiples : elle est à la fois une *exérèse*, une *réparation* de l'organe où l'on a enlevé le mal, une *modification* de ses connexions et une *édification* de nouvelles relations interorganiques. D'ailleurs, après avoir pénétré chirurgicalement dans l'organisme par effraction, pour employer un terme très général, comme nous l'avons vu dans le chapitre précédent, il s'agit d'en sortir et de procéder à la fermeture du chemin parcouru, de telle sorte que presque toute opération sanglante est une édification, une construction ou une reconstruction, et pour le moins, une réfection ou une restauration.

Nous allons passer en revue dans cette étude d'ensemble : comment se fait la coaptation (modalités de la coaptation); avec quoi elle s'exécute (moyens instrumentaux et formes instrumentales). Nous terminerons par un résumé de la réfection anatomo-physiologique ou coaptation où sera exposé en raccourci la physiologie du maniement instrumental de la coaptation.

I. — MODALITÉS DE LA COAPTATION

Elles comprennent : la ligature, le clouage et le vissage, la suture.

A. — La Ligature.

La ligature affecte des formes bien diverses et s'adresse à des organes variés. La ligature s'adresse à des parties molles, disposées tubulairement en conduites, pour les oblitérer, ou à des

XXX

partics dures, osseuses pour les maintenir en contact dans la disposition ou leur prolongement normaux.

La ligature des canaux concerne surtout les vaisseaux sanguins, mais aussi les conduits intestinaux (pylore parfois, intestin grêle, gros intestin, appendice, le plus souvent après écrasement préalable et en faisant suivre cette ligature totale dans la majorité des cas d'un enfouissement du moignon par un surjet en bourse), conduits biliaires (la ligature du canal cystique dans la cholécystectomie), conduits urinaires (ligature de l'uretère dans la néphrectomie), conduits spermatiques (ligature du canal avec ou sans castration).

La ligature des vaisseaux sanguins, qui est à la base de la chirurgie sanglante, en constitue l'acte le plus important, et est bien une coaptation, en ce sens, qu'elle accole les parois des vaisseaux en écrasant même une partie de ses tuniques par striction. Elle réalise ce qu'on appelle l'hémostase définitive. Elle se fait directement quand on passe préalablement un fil au-dessous du vaisseau, artère ou veine, ou du pédicule vasculaire total, au moyen d'une aiguille porte fil (aiguille de Deschamps) ou d'une aiguille accrochant le fil (aiguille de Reverdin); elle se fait indirectement quand on pince préalablement le vaisseau avant sa section ou immédiatement après sa section, et quand on substitue à la pince hémostatique, le fil de ligature.

De telle sorte que la ligature nécessite une *instrumentation* composée de pinces dont le rôle est si important qu'elles ont révolutionné à une époque la chirurgie, et d'aiguilles diverses pour passer la ligature; et un *matériel de ligatures* dont la substance est d'origine animale ou végétale (catgut, tendon de renne, soie, lin, etc.).

La ligature s'applique aussi aux os sous la forme de cerclage, au moyen de fils de bronze, d'aluminium ou d'argent, ou de lames plates, comme les lames de Parham. Dans ce cas, on ne perfore pas les os, on se contente de les coapter et de les maintenir dans la bonne situation. Cette ligature n'exige pas d'instruments spéciaux, si ce n'est pour passer le fil ou la virole métallique et les serrer. Quand, pour fixer le fil, on troue préalablement la substance de l'os, il s'agit plus, à proprement parler, d'une suture osseuse que d'une ligature.

B. Le Clouage et le Vissage.

Sont des moyens de coaptation très usités en chirurgie osseuse. Le clouage se fait rarement avec des clous métalliques, plus fréquemment avec des chevilles d'ivoire, d'os décalcifié, etc. C'est surtout le vissage qui est employé au moyen de vis métalliques et quelquefois de vis osseuses.

Cette méthode de coaptation s'adressant à des substances solides, dures et se réalisant par des matériaux solides, durs, nécessite des instruments de *forage* pour amorcer ou tracer le trajet où l'on introduira la vis fixatrice et des instruments pour le *vissage* des tiges de fixation.

Le clouage demande, lui, un instrument de frappe, contondant, qu'il s'agisse d'enfoncer un clou métallique ou une tige osseuse, comme dans le traitement chirurgical des fractures du col du fémur par la méthode de Pierre Delbet.

Très souvent, le clouage et surtout le vissage, tendent à maintenir la coaptation des fragments, non directement, mais par l'intermédiaire de plaques métalliques, comme dans la méthode de Lambotte.

Le clouage s'emploie aussi, dans des cas tout spéciaux, dans un but hémostatique, par exemple, dans la chirurgie crânienne, où, pour venir à bout d'orifices osseux qui saignent, on enfonce de petits coins d'ivoire, de bois ou d'os.

L'agrafage des os, par les agrafes de Dujarrier ou de Jacoël, n'est qu'une sorte de clouage et de vissage, car on enfonce ces agrafes, métalliques, dont une partie est lisse et l'autre a presque la disposition d'une vis, au moyen d'un marteau.

C. La Suture.

Joue le rôle le plus important dans les opérations de réparation, de construction et d'édification. C'est de la perfection des sutures que dépend la solidité et la non-infection des parties coaptées et, pour la chirurgie viscérale, gastro-intestinale, en particulier, que dépend la vie du sujet.

La suture s'adresse aux parties molles, disposées sous forme de plans : aux grandes séreuses, le péritoine, par exemple, aux aponévroses et aux muscles, au panicule adipeux, à la peau, aux muqueuses; à celles qui affectent la forme de canaux : artères, veines (sutures vasculaires), canaux urinaires (suture de l'uretère); à celles qui forment des organes creux : cœur, estomac, intestin, vésicule biliaire, vessie; à celles qui constituent des parenchymes pleins : poumons, foie, rate; à celles, enfin, qui sont disposées en cordons : tendons, gros nerfs, etc.

Les sutures profondes visent souvent à établir des anastomoses entre des organes similaires ou avec des organes voisins et différents : anastomoses des voies vasculaires (exemple la fistule d'Eck, ou communication de la veine porte avec la veine cave inférieure) ; des voies in testinales (tous les abouchements de dérivation) ; des voies biliaires (cholécystentérostomie, etc.). En dehors de ces bouches anastomotiques profondes, temporaires ou définitives, pour modifier le circulus intestinal, il y a aussi les abouchements à la peau (œsophagostomie, gastrostomie, anus artificiels, cystostomie, cholécystostomie, etc.).

Il y a encore les sutures des parties d'organes, d'organes entiers même, prélevés sur des organes voisins par traction, étirement, ou éloignés par transfert : lambeaux cutanés, muqueux fragments graisseux, musculaires, copeaux épidermiques), sutures employées dans toutes sortes de greffes, par méthodes diverses (italienne, hindoue, de Tiersch, etc.).

Il y a encore les sutures employées dans les opérations plastiques, pour confectionner des organes absents ou anomaliques : cures de l'extrophie de la vessie, vagin artificiel.

Les opérations où la suture trouve son emploi sont innombrables; il faudrait citer presque toute la chirurgie. L'énumération rapide et superficielle que j'en ai faite, est destinée à montrer la diversité considérable de cette coaptation qui, en résumé, s'adresse, anatomiquement, ou à de grands plans tissulaires, ou à des organes creux ou pleins dans leur continuité, ou à des abouchements artificiels, profonds ou superficiels, ou à des greffages variés.

Il faut dire, en passant, à propos des anastomoses profondes, que les abouchements intestinaux entre les divers segments du tractus et qui demandent l'application de sutures fines et soignées, peuvent être réalisés, dans des cas d'urgence ou de difficultés d'accès, par les boutons métalliques (ceux de Murphy, Chaput, Jaboulay, Villar, par exemple) qui sont en somme, des appareils de prothèse viscérale temporaires destinés à se détacher et à s'éliminer quand ils ont produit leur effet, qui est un effet d'affrontement, de coalescence et, en somme, de coaptation. Mais il s'agit là plutôt de matériel chirurgical que d'instrumentation proprement dite.

La suture des parties molles se fait, le plus souvent, avec des instruments à types extrêmement variés : il s'agit très généralement de l'instrument piquant qu'est l'aiguille sous toutes ses formes. Quant au matériel de suture, il est de très diverse nature : d'origine métallique (souple comme les fils de bronze, d'argent, rigide comme les agrafes, les crochets); d'origine animale ou végétale (catgut, tendons de renne, crins, soie, lin). Pour ce qui est de la forme, la suture est à points séparés, ou en surjets avec toutes leurs variantes (points passés, points de Cushing, de Connell, etc.).

Tout ce que nous venons de dire concerne la suture des parties molles, mais il faut considérer aussi la suture des parties dures, osseuses. Il y a une nuance importante avec la ligature osseuse. Dans la ligature osseuse, on ne troue pas ; dans la suture osseuse, on coud réellement les os, en forant préalablement un trajet dans les parties à réunir, au moyen de forets mus par des vilbrequins ou par des tiges rotatives électriques, on passe les fils, le plus souvent métalliques, et comme ces fils sont généralement résistants et moins malléables que le matériel de suture des parties molles il est souvent nécessaire d'avoir des instruments spéciaux pour les serrer. De telle sorte que la suture osseuse, du fait seul de la consistance de la matière à manier et à coapter exige une instrumentation plus complexe que la suture des parties molles.

En résumé, dans la partie d'édification opératoire, dans la réfection anatomo-physiologique, la coaptation par suture, vise à affronter de grands plans tissulaires (muscles, aponévroses, séreuses, peau, etc.), à rétablir des continuités canaliculaires (vaisseaux, canal intestinal, canaux biliaires, canaux urinaires, etc.), à créer des abouchements nouveaux ou anastomoses chirurgicales (toute la chirurgie gastro-intestinale, surtout), à fermer des ouvertures artificielles d'organes creux ou de réservoirs (vessie, etc.), à affronter dans leurs tranches de section des organes à parenchyme plein (poumon, foie, rate). Comme on le voit, le champ de la suture est immense et extrêmement varié dans ses formes et ses moyens.

Mais si les modalités de la coaptation se réduisent, comme le montre l'analyse que nous venons de faire, à : la *ligature*, au *clouage* et au *vissage*, à la *suture*, elles ne peuvent, le plus souvent, s'exécuter que grâce à des *actions adjuvantes*, ou s'accompagnent d'actes complémentaires qui prennent une place plus ou moins importante dans l'opération.

D. — Actions adjuvantes ou complémentaires des Modalités de la Coaptation.

Qu'il s'agisse dans une opération de *réparer*, de *modifier* ou d'*édifier*, au moyen des actes de la coaptation : ligature, clouage, suture principalement, il est nécessaire de recourir à des moyens adjuvants qui facilitent ou permettent ces actes et à des moyens complémentaires qui les parachèvent.

Stabilisation.

Sous ce terme général, j'entends tous les moyens d'*écartement* pour voir la région opératoire ou pour y évoluer à son aise, que l'on ait eu recours préalablement ou non à la section. Il faut donc distinguer, dans l'écartement des régions opératoires où l'on a à pénétrer pour agir ensuite : les cavités à ouverture naturelle et les cavités à ouverture artificielle. L'écartement des *cavités à ouverture naturelle*, s'adresse, par exemple : aux paupières, au conduit auditif externe, aux fosses nasales, à la cavité buccale, à l'anus et au rectum, à la vulve et au vagin, au

moyen d'instruments appelés généralement valves, spéculums, écarteurs, etc., mais cet écartement n'est pas que l'acte préliminaire d'une opération d'exérèse ou de réparation. il l'est aussi des
actes d'exploration visuelle plus complète comme la trachéo et bronchoscopie, l'œsophagoscopie,
la rectoscopie, la cystoscopie. et des actes de dilatation des canaux, dilatation qui, à elle seule,
est thérapeutique ou qui est un des moyens nécessaires, comme par exemple la dilatation des canaux lacrymaux, de la trompe d'Eustache, de l'œsophage, de l'urètre, de l'utérus, qui se font à
l'aide d'instruments en forme de tiges le plus souvent et d'un volume croissant, sur lesquels nous
reviendrons, et qu'on appelle dilatateurs ou bougies.

L'écartement des *cavités à ouverture artificielle*, comprend tout ce qui sert à maintenir la
béance d'un région opératoire où l'on a pénétré artificiellement par section : d'abord, toutes les
plaies en général que l'on maintient séparées pour agir dans la profondeur. C'est ainsi que
nous avons de très nombreux instruments, sous forme de valves de toutes dimensions. de râteaux, d'écarteurs autostatiques ou non qui permettent d'évoluer plus à l'aise dans certaines
parties du crâne, de la colonne vertébrale, du thorax, de l'abdomen, des membres et d'agir dans
des sacs séreux : méninges, plèvre, péricarde, vaginale, synoviales, etc., ou d'ouvrer sur des réservoirs digestifs, urinaires, biliaires, génitaux,comme l'estomac, la vessie, la vésicule biliaire,
les vésicules séminales, l'utérus, ou d'exercer une action sur le tube intestinal. les canaux biliaires et pancréatiques, les canaux vasculaires. les canaux génitaux et enfin sur tous les organes à
parenchyme plein, hépatique. splénique, pancréatique, etc.

Préhension.

Dans le chapitre où nous avons exposé les modalités de la Section, nous avons déjà parlé
de la préhension; mais là il s'agissait de prise plus ou moins traumatique d'organes à sacrifier
et pour lesquels le griffage, le vissage, l'accrochage n'avaient, par conséquent, qu'une importance
minime, ici il s'agit plus spécialement d'organes qu'il faut saisir d'une façon délicate puisqu'on
les respecte et que l'on fait sur eux une prise non traumatique. Cette préhension se fait à l'aide
de pinces spéciales, comme celles qui servent à manier l'utérus ou hystérolabes, ou à manier
l'intestin. etc.

Protection.

Cette protection a pour but de fixer aux rebords des plaies qui s'infectent si facilement
dans les manipulations, surtout au niveau des tranches panniculaires adipeuses, comme dans la
laparotomie principalement, des champs, des linges protecteurs, au moyen de pinces fixatrices,
dont on a créé tant de modèles; cette protection agit aussi comme moyen de fixation de lambeaux cutanés, aponévrotiques, muqueux. séreux, et permet de les manier avec plus de facilité.
Je n'y insisterai pas.

Mais il me faut parler, ici surtout, de protection par des instruments qui garantissent des
organes sous-jacents dont la blessure pourrait être grave : la sonde cannelée est le protype très
ancien de cette protection dans certaines sections : aujourd'hui, il est beaucoup plus rare
qu'on se serve de la sonde pour guider un bistouri,bien plus sûr qu'autrefois de l'anatomie et
de l'anatomie pathologique; elle sert surtout d'organe de dissociation pour la recherche délicate d'un organe. un canal en général (vaisseau, uretère, canaux hépatiques). Les conducteurs
et les décolleurs, par exemple, pour la dure-mère, pour le canal uréthral dans l'urétrotomie,
sont des instruments de protection. Il y a lieu de protéger certains organes faciles à blesser, à
cause de leur mobilité, comme l'œil, les paupières, l'intestin, ce qui a fait créer des blépharostats, des laparostats, des enterostats, et aussi des instruments dont une partie agit à la façon
d'un bouclier. comme la pince de Desmarres pour la paupière, les semelles, sabots, éventails
métalliques pour éviter l'embrochement de l'intestin. dans certains cas difficiles de fermeture
de parois abdominales épaisses ou d'intestins qui, sous la poussée du malade ou par leur grande
dilatation cherchent à faire issue au dehors.

Les moyens complémentaires sont : la stase temporaire, l'exploration par sondage, la dilatation suivie d'introduction, le retrait de liquides par aspiration ou drainage, l'introduction
de liquides par irrigations, injections, instillations.

Stase temporaire.

Cette stase temporaire s'adresse à tous les canaux plus ou moins vastes ou calibrés de l'économie. où circulent des liquides ou des matières fluides dont l'issue serait préjudiciable à
l'asepsie ou dont la simple circulation peut être gênante pour opérer. Qu'il s'agisse de sang.
de contenu gastrique. de matières intestinales, de bile. de liquide pancréatique, d'urines, il est
nécessaire de provoquer leur arrêt momentané. La stase temporaire se fait quelquefois sur les gros
vaisseaux sanguins pour permettre des sutures artérielles ou veineuses; elle se distingue de
l'hémostase ordinaire qui a un caractère définitif. La stase et même le refoulement sont souvent obligatoires sur le tractus gastro-intestinal, parce que, malgré les précautions prises de
préparation pré-opératoires, il n'y a pas toujours vacuité complète ou satisfaisante. Cette stase

XXXIII

temporaire se fait au moyen d'instruments assez variés, de pinces ou de compresseurs, dont l'action est douce, et dont la caractéristique est l'élasticité des branches compressives.

Exploration par sondage.

Je ne veux parler ici que de l'exploration au cours des opérations et non de l'exploration clinique qui utilise aussi de nombreux instruments. Dans les interventions, il y a lieu d'explorer des trajets naturels ou pathologiques et cela au moyen de sondes, stylets, bougies, cathéters, à caractère mensurateur ou non et qui renseignent et guident l'opérateur en lui donnant des notions recueillies par la vue, le toucher, même l'ouïe et même par ces divers sens ensemble.

Dilatation suivie ou non d'introduction.

La dilatation est exploratrice, permet un passage, ou a un caractère thérapeutique à elle seule. Elle s'adresse à des canaux, des cavités, des orifices. Elle peut être directe ou indirecte, elle peut être même rétrograde. Elle a à sa disposition une instrumentation variée comme les organes eux-mêmes auxquels elle s'applique. Elle se complète souvent par l'introduction d'objets divers : tampons, lanières, laminaires, drains, boutons métalliques, etc., qui nécessitent des instruments porteurs ou introducteurs de ces objets.

Retrait de liquides par aspiration ou drainage.

Le drainage après les interventions est utilisé depuis longtemps et encore pour longtemps dans un grand nombre de cas, au moyen généralement de tubes en caoutchouc, verre, métal, à perforation criblée ou non. mais il s'agit là plutôt de matériel chirurgical que d'instrumentation.

Par contre, une tendance nouvelle est d'utiliser davantage, au cours des grandes interventions abdominales et pelviennes, l'aspiration, déjà utilisée depuis longtemps par les stomatologistes, au moyen d'aspirateurs, de pompes d'épuisement mus par l'électricité, pour déblayer le champ opératoire du sang, des sérosités, du suc gastrique, de la bile, de l'urine, et même des poussières en suspension. L'aspirateur à main de Guyon est un exemplaire déjà ancien d'aspiration des poussières obtenues par le poudroiement des calculs dans la lithothritie.

Introduction de liquides par irrigations, injections, instillations.

L'irrigation continue au cours de certaines opérations, est parfois employée; l'injection est souvent détersive par l'action mécanique de l'eau poussée avec plus ou moins de force, elle peut être, pour ainsi dire, statique, quand on l'utilise pour obtenir la réplétion préalable d'un organe comme, par exemple, de la vessie dans la cystostomie, elle est souvent aussi thérapeutique quand on l'emploie pour introduire des substances médicamenteuses : l'instillation est enfin utilisée pour pousser dans des cavités naturelles ou artificielles des liquides tenant en suspension des subsances chimiques et à petites doses, goutte à goutte. Pour cette introduction de liquides divers, on emploie des laveurs, seringues, sondes diverses.

II. — Moyens Instrumentaux

La ligature s'adresse, comme nous l'avons vu aux canaux sanguins, aux canaux des voies extra-hépatiques, aux canaux urinaires, aux canaux génitaux, au canal intestinal, aux diaphyses des os qui sont aussi des canaux à parois dures limitant une cavité médullaire.

La ligature des canaux à parois souples, concerne surtout celle des vaisseaux sanguins isolés ou fasciculés en pédicules vasculaires et constitue le grand acte général de l'hémostase : elle se fait avec du matériel souple d'origine animale, végétale, même métallique (fils de lin, catgut, soie, crins, tendons de renne et fils métalliques, comme dans les sutures perdues de Michel). La ligature des tubes osseux fracturés se fait surtout avec des fils métalliques (argent, bronze d'aluminium, etc.).

Mais ce matériel se manie et s'utilise avec des instruments divers : tout d'abord, avec les instruments qui réalisent l'hémostase ou mieux la vasculostase, au moyen de la pince d'arrêt ou de compression temporaire à laquelle on substituera la ligature proprement dite, puis avec des instruments porte-fils ou aiguilles, porte-aiguilles et accroche-fils, enfin avec, dans certains cas, en chirurgie osseuse particulièrement des serre-fils.

Donc, nous avons la vaste catégorie des pinces hémostatiques qui peuvent servir à des usages divers et qui comprennent des modèles courants : petits, comme les pinces de Péan et Kœberlé, de Kocher, de Terrier, de Brodier, de Doyen, etc., etc. Ces pinces se distinguent par leurs mors qui sont ou en plateau ovalaire (Péan), en crochet (Kocher), en bec de canard (Brodier), pour faciliter la ligature quand il y a peu de longueur de prise, en marteau (Doyen) pour la ligature des grosses veines. Il y a aussi des modèles de dimensions moyennes à mors plus longs et à surface en râpe comme mes pinces angiostatiques. Il y a enfin les pinces de grand modèle qui se caractérisent par les branches de préhension qui sont beaucoup plus longues et par les mors droits ou courbes, beaucoup plus puissants et qui ont une surface d'application variée

XXXIV

à l'infini par une striation longitudinale, transversale, losangique, ou par une disposition même cloutée. Ces longues pinces se ramènent au type de la grand pince à hystérectomie vaginale de Péan.

Pour ce qui est du maniement de toutes ces pinces, il s'effectue par un mouvement simple et élémentaire que nous avons vu dans le chapitre précédent de l'étude de la section et qui consiste à ouvrir, puis à presser l'instrument articulé, par conséquent, à exécuter un mouvement d'abduction et d'adduction qui se passe presque exclusivement dans la main et en particulier dans les articulations du pouce.

Quant à passer les fils, dans les cas où l'on a pas posé préalablement de pince hémostatique, cela se fait avec des aiguilles à manche et à extrémité mousse avec chas terminal, dont le type est principalement l'aiguille droite ou coudée de Deschamps qui permet de charger le vaisseau ou le canal sans le blesser. Parmi ces aiguilles porte-fils ou passe-fils, on peut citer l'aiguille de Cleveland et la mienne que l'on peut voir dans l'iconographie de ce travail et qui se caractérise par deux branches petites et mobiles, qui, en s'appliquant, saisissent le fil. On peut aussi passer les fils avec des aiguilles à manche, courbes dont le type est celle de Reverdin pour les sutures. En tout cas, ces instruments exigent pour les manier, des mouvements se passant principalement dans la main pour tenir le manche, le pouce pour mobiliser une poussette, quand elle existe, mais surtout dans l'articulation du coude où s'exécutent des mouvements de flexion ou d'extension.

Je n'insiste pas sur les pinces à fourche qu'on utilise quelquefois pour s'aider à accrocher des fils dans la profondeur, et sur les serre-fils qui servent à bien bloquer les fils métalliques dans les ligatures osseuses.

Le clouage et le vissage qui utilisent des clous, des vis métalliques, des agrafes, comme celles de Jacoel et de Dujarrier, des chevilles à crans osseuses, des vis osseuses ou en ivoire, etc., exigent des instruments sous forme de forets à manche ou des vrilles maniées par des vilbrequins qui préparent le chemin au clou, à la vis, à l'agrafe, par des tournevis dont l'un, plus perfectionné, est celui de Lambotte, des marteaux, etc. Nous avons déjà parlé de plusieurs de ces instruments, plus haut : leur taxisme mécanique et physiologique est le même : il n'y a pas lieu d'y revenir.

La Suture.

Je ne veux, ici, parler que des instruments qui servent à manipuler le matériel de suture qui est le même que celui de la ligature.

La suture des parties molles se fait au moyen d'aiguilles de types extrêmement variés et qui se manient directement, d'aiguilles que l'on manœuvre indirectement avec des porte ou pince-aiguilles, d'aiguilles à manche.

Les aiguilles que l'on manie directement et isolément se ramènent au type de l'aiguille de couturière, dont les dimensions, mais surtout les chas sont variables : chas fendus, pour armer plus facilement l'aiguille de son fil, chas en gouttière pour que le fil au niveau de sa flexion ait un moindre volume et ne fasse pas de trop gros orifices; ces aiguilles sont généralement droites et servent surtout en chirurgie intestinale.

Les aiguilles maniées par l'intermédiaire de porte aiguilles ont toutes les dimensions, à partir des aiguilles si fines qui servent en chirurgie vasculaire jusqu'aux aiguilles qui servent à charger des plans musculaires et aponévrotiques : ces aiguilles sont droites ou courbes, ou demi-courbes, comme celles de Ricard, courbes sur le plat, ou courbes sur les bords, comme celles de Hagedorn, ou participant de la forme des unes et des autres. Elles nécessitent des porte-aiguilles qui affectent des formes variées au point de vue des mors, comme celui de Doyen, ou des leviers de préhension analogues à ceux des pinces à crans ordinaires ou comme celui que j'ai créé et qu'on verra plus loin.

Quant aux aiguilles à manche, leur type se ramène à l'aiguille à chas mobile manié par une poussette de Reverdin. Il en existe de droites, de courbures variées, de coudées à pédales, comme celle de Reverdin ou celle de Gaudin. Il en existe des modèles très intéressants, mais, initialement, c'est le principe de Reverdin qui est à leur base. Il faut citer les aiguilles courbées sur le fil, comme les merveilleuses aiguilles de Doyen qui ont un chas fermé à leur extrémité, mais qui sont si maniables, l'aiguille à encoche de Segond, la grande aiguille à paroi abdominale de Pauchet.

La suture des parties dures ne peut se faire que par un forage préalable des parties squelettiques à unir, de telle sorte qu'on utilise en fait d'instruments perforateurs, des forets, des vrilles de dimensions variées, animées par le simple vilbrequin des menuisiers adapté aux exigences de l'asepsie chirurgicale et de tiges rotatives mues par l'électricité.

Néanmoins, il existe aussi des forets à main, qui sont de véritables aiguilles à manche comme, par exemple, celui de Lucas Championnière pour la suture ou le cerclage de la rotule.

XXXV

Comme la suture des parties osseuses emploie très généralement du matériel flexible, mais non pas souple, métallique, on est obligé souvent, non pas de lier (ce qu'on peut faire quelquefois) le fil d'argent ou de bronze, mais de le tordre pour le nouer et le serrer, aussi a-t-on inventé des instruments serre-fils à cet effet.

Les mouvements exigés pour le maniement de l'instrumentation de suture sont très variés et souvent très délicat s c'est peut-être là que l'adresse, l'agilité, sont plus spécialement localisés dans la main. Toutes les aiguilles, dont le prototype est celui de la couturière, exigent une fine motricité qui se passe principalement dans l'opposition du pouce et de l'index qui presse l'aiguille dans un mouvement statique, dans un mouvement du poignet qui pousse l'aiguille pour lui faire exécuter une traversée, dans un nouveau mouvement d'opposition du pouce et de l'index pour ressaisir l'aiguille, et dans un dernier mouvement qui se passe dans l'articulation de l'épaule avec adduction marquée qui entraîne l'aiguille et le fil qui y est attaché. Comme on le voit, ce maniement de l'aiguille simple qui semble, quand on ne l'analyse pas, très simple et de localisation purement digitale, que nous admirons chez la femme habituée à coudre avec prestesse, est, au contraire, un mouvement très complexe de tout le membre supérieur et polyarticulaire.

Les aiguilles qui sont maniées au moyen de porte aiguilles nécessitent des mouvements un peu plus complexes, puisqu'il faut mobiliser le porte aiguille par des mouvements qui se passent surtout dans le poignet, surtout de circumduction, aux mouvements précédents.

Les aiguilles à manche exigent surtout des mouvements de propulsion et de retrait qui s'opèrent par de l'extension et de la flexion dans l'articulation du coude principalement, et dans l'épaule, auxquels s'ajoutent des mouvements de flexion et d'extension du pouce pour mobiliser la poussette, quand il s'agit d'aiguilles à chas mobile, et des mouvements d'adduction et d'abduction du pouce et des mouvements de circumduction de l'articulation du poignet, quand il s'agit d'aiguilles à pédale. Mon aiguille coudée à manche et à levier, comme mon porte-aiguille à levier présente ceci de particulier que le levier se soulève par le dos du pouce dans un mouvement d'abduction de ce doigt.

Je n'insiste pas sur le maniement des instruments pour la suture osseuse; nous avons vu dans un précédent chapitre la physiologie motrice nécessitée par le maniement du vilbrequin. Cependant, je dirai un mot des aiguilles à manche pour perforer l'os comme le foret à manche de Lucas-Championnière qui nécessite seulement un mouvement de pression continue produit par l'adduction scapulo-humérale, tandis que l'articulation radio-cubitale fait des mouvements alternatifs de pronation et de supination de l'avant bras, par la rotation du radius sur le cubitus.

Comme on le voit par ce raccourci, la suture est si importante en chirurgie que le chirurgien qui passe pour un coupeur auprès du profane, doit-être surtout considéré comme un grand couturier.

Les moyens instrumentaux participant aux actions adjuvantes des modalités de la coaptation, comme la *stabilisation*, la *préhension*, la *protection*, sont très variés et constituent une grosse partie de l'arsenal chirurgical. Nous les avons déjà énumérés : valves, spéculums, écarteurs, pour la stabilisation qui nécessitent des mouvements qui se passent dans la main en flexion partielle ou totale pour tenir l'instrument, et un mouvement partiel d'extension de l'articulation du coude; pour les spéculums, s'y ajoutent souvent l'action de tourner une vis; pour certains écarteurs autostatiques, il faut simplement une pression du pouce et de l'index agissant en opposition et, quelquefois un simple petit mouvement pour obtenir un déclanchement. Les instruments de préhension sans griffes, comme les hystérolabes et les pinces à manier l'intestin, se mobilisent, comme nous l'avons vu déjà pour les pinces à préhension à griffes. Les instruments de protection ,tels que la sonde cannelée, les conducteurs, les décolleurs se manient comme des tiges, c'est-à-dire que les mouvements essentiels se passent dans le pouce et l'index en opposition, et dans le poignet qui, par sa flexion, produit la propulsion et, par son extension, produit le retrait. Quant à certains instruments de protection, ils nécessitent surtout une mise en place constituant une sorte de glissement dont le maniement se passe surtout dans l'articulation du poignet.

Les instruments qui participent aux moyens complémentaires de modalités de la coaptation sont pour la *stase temporaire* : des pinces et des compresseurs dont la caractéristique est, en général, l'élasticité et la flexibilité des mors de compression et qui exigent, pour leur maniement, une motricité comme nous l'avons déjà détaillée plus haut pour les pinces, en général; pour *l'exploration par sondage au cours des opérations* : des stylets, des bougies, des cathéters dont le maniement est celui des tiges sur lequel je viens de dire l'essentiel quelques lignes plus haut; pour *le retrait des liquides par aspiration* : des aspirateurs électriques qui rentrent plutôt dans le cadre de l'appareillage chirurgical, des aspirateurs comme celui de Thomson et celui de Guyon, dont la pression sur la poire est le très simple et unique mouvement exigé; pour *l'introduction de liquides pour irrigation, injections, instillations* : des laveurs, des sondes, des seringues, etc. : ces dernières ne sont pas des instruments, à proprement parler, mais leur usage est fréquent, et le mouvement essentiel qui les utilise consiste en le retrait et la propulsion d'un piston, généralement mû par un mouvement d'adduction forte du pouce ou bien simplement une flexion du pouce, les autres doigts de la même main ou de l'autre main, faisant résistance comme, pour ainsi dire, dans un mouvement de contre-extension.

III. — RÉSUMÉ DE LA COAPTATION OU DE LA RÉFECTION ANATOMO-PHYSIOLOGIQUE.

A. — Modalités de la Coaptation.

Sous le terme général de coaptation, il faut comprendre tous les modes d'union des tissus séparés, soit par le traumatisme, soit par l'opérateur dans un but d'exérèse ou de modification anatomique. Le plus souvent, une opération est une combinaison de l'exérèse, de la réparation, de la modification ou de l'édification anatomique, et presque toute opération sanglante est une construction ou une restauration anatomique consécutive à une destruction pathologique.

Les modalités de la coaptation peuvent être réparties sous les trois chefs suivants :

1° La *ligature* des parties molles, le plus souvent des vaisseaux isolément ou des pédicules vasculaires totalement, des canaux de diverses glandes de l'organisme, du tractus gastro-intestinal, et des parties squelettiques, sous forme de cerclage comme dans les fractures. La ligature vasculaire est à la base de la chirurgie : elle se fait actuellement en grande partie par l'hémostase préalable avec pinces hémostatiques.

2° Le *clouage ou vissage* qui sont des moyens de coaptation fréquemment usités en chirurgie osseuse et qui nécessitent un forage préalable pour passer clous et vis qui souvent, à leur tour, maintiennent des plaques tutrices.

3° La *suture* qui vise à appliquer les uns contre les autres, les divers plans des parties molles, à réparer des solutions de continuité des tubes vasculaires, du tube intestinal, des tubes glandulaires, à établir des bouches anastomotiques entre les divers organes creux, à unir dans un but de greffage, des parties molles (peau, graisse épiploon, organes parenchymateux, glandes, etc.), ou des parties dures (segments de squelette, cartilages, etc.).

Les modalités principales de la coaptation peuvent être facilités par des moyens adjuvants que je groupe sous les noms de : *stabilisation* (dont le principal caractère est l'écartement), de *préhension* (dont la caractéristique est la prise de l'organe sans porter atteinte à son intégrité), de *protection* (dont le but essentiel est d'agir sur une région dans la plus grande sécurité et sans crainte de blesser des organes importants ou délicats); et par des moyens complémentaires que je groupe sous les noms de *stase temporaire* (pour éviter l'issue de liquides des organes creux), d'*exploration par sondage* (pour guider l'opérateur), de *dilatation suivie d'introduction* (de canaux, de cavités, d'orifices), de *retrait des liquides par aspiration, d'introduction de liquides par irrigation, injection, instillation.*

B. — Moyens instrumentaux.

Les instruments primordiaux pour la coaptation sont :

1° *Pour la ligature* : toutes les pinces hémostatiques, par lesquelles on fait, en général, l'hémostase préalable avant la ligature proprement dite, les passe-fils, dont le type est l'aiguille de Deschamps, les aiguilles accroche-fils à manche, dont le type est l'aiguille de Reverdin qui permettent de passer les fils à ligature directement sous les vaisseaux ou sous les pédicules vasculaires et généralement avant de sectionner ces derniers.

2° *Pour le clouage et le vissage* : les forets, les vrilles, les tournevis et les vilbrequins.

3° *Pour la suture* : toutes les aiguilles simples directement maniées, à chas fermé ou fendu, droites, courbes, demi-courbes; les mêmes aiguilles maniées indirectement avec des porte-aiguilles; les aiguilles à manche, à chas inamovible (dont le type est l'aiguille de Emmet ou de Doyen), à chas mobile (dont le type est l'aiguille de Reverdin, droite ou courbe, ou coudée et qu'on manœuvre avec une poussette ou une pédale); enfin, pour la suture osseuse, des forets, vrilles, vilbrequins, et même des aiguilles à manche. Parmi les instruments adjuvants ou complémentaires, il faut surtout retenir ceux qui servent à séparer les plaies ou les organes : les écarteurs de toute espèce, les valves à manche, les spéculums bivalves, trivalves et même quadrivalves.

C. — Physiologie du maniement instrumental.

Qu'ils réalisent la ligature, le vissage, le clouage, la suture, les instruments de la coaptation, de même que les instruments de la section, demandent de la part du chirurgien une physiologie motrice localisée surtout à tout le membre supérieur et non pas seulement à la main qui ne joue souvent qu'un rôle passif : celui de tenir l'instrument, alors que c'est surtout l'articulation du coude ou celle de l'épaule qui est en jeu. D'une façon générale, les aiguilles simples demandent une mobilisation des doigts que suit celle du coude et de l'épaule. Dans le manie-

XXXVII

ment des aiguilles à manche, la main joue un rôle absolument passif ou n'utilise en tout cas que la flexion et l'extension alternative du pouce pour mouvoir une poussette, par exemple. En somme, ici également, c'est une physiologie motrice polyarticulaire qui est en jeu, et non pas seulement celle des doigts, comme on a tendance à le croire, à un examen superficiel.

CONCLUSION

Certains esprits, à la lecture de ce chapitre un peu ardu, diront : à quoi bon tout cela, nous le savions déjà ou nous le sentions, et nous accomplissions tout de même notre ouvrage, sans avoir eu besoin d'analyser tout ce que comportent nos actes.

Mais il y a des œuvres accomplies avec plus ou moins de conscience, je veux dire d'état conscient. Nous faisons, il est vrai, tous les jours des mouvements, mais sans réfléchir comment, ni pourquoi. Il n'est pas défendu de s'attarder à leur analyse pour plus d'intelligence, d'ordre et de méthode, et surtout pour pouvoir y trouver, grâce à elle, des éléments d'observation, de simplification et de plus grande réalisation de progrès. Qui ne s'est pas regardé dans une glace s'ignore, qui ne s'est pas regardé agir sur film à propos de certaines techniques s'ignore. Si l'on a pu, au contraire, ainsi s'étudier, on aura été vraiment surpris de se découvrir des gestes qu'on ne soupçonnait pas et on pourra en tirer profit pour les améliorer et rendre plus efficaces et plus directes certaines actions. La réflexion sur certains sujets, c'est la glace et le cinéma de nos esprits en vue de la simplification, de la correction et de la progression.

Avoir entre les mains un mécanisme et savoir pourquoi il fonctionne, est tout de même supérieur à n'utiliser que le mécanisme, à la façon d'un chauffeur, au volant, qui est capable de prendre une direction, mais ne sait pas ce qu'est sa machine, quel est le cœur de la machine, quels sont les principes qui la règlent. Tout de même aussi, spirituellement, l'anatomiste, le physiologiste, le médecin, le chirurgien, sont supérieurs aux profanes qui se servent de leur bras et ne savent pas qu'elle est la structure de ce membre et comment il fonctionne !

J'ai la conviction, par ce chapitre — si l'on s'est donné la peine de lire attentivement des choses dont le détail est connu des chirurgiens qui les pratiquent quotidiennement — d'avoir apporté dans leur cerveau l'éclaircie supplémentaire que donnent une synthèse, un groupement des choses sues, et cette sorte de satisfaction cérébrale de tenir une pensée coordonnée, tout le faisceau bien lié d'une moisson de connaissances que l'on engrange mieux et conserve mieux lorsqu'on les réunit sous des liens plus visibles. En tout cas, cette étude n'aura pas été inutile si elle peut servir de base à une classification de la morphologie instrumentale et si elle fait conclure à la notion, qui, jusqu'ici, à ma connaissance, n'a jamais été exprimée, qu'il ne suffit pas de posséder des instruments utiles, mais de les manier avec plus de rendement et de dextérité; il faut entraîner, par une culture physique appropriée, les organes anatomiques moteurs, suivant la physiologie musculaire dont j'ai donné un aperçu analytique.

CULTURE PHYSIQUE CHIRURGICALE ET TAXISME OPÉRATOIRE : LE STYLE OPÉRATOIRE

L'étude tant soit peu poussée du dynamisme et du taxisme opératoires en rapport avec l'instrumentation, montre bien que si les actes chirurgicaux sont présidés par l'intelligence, il faut qu'ils correspondent, d'une façon aussi adéquate que possible, à cette intelligence qui les guide, en étant aussi rapide et aussi précis que ses ordres. Par l'habitude et l'entraînement, les mouvements deviennent instinctifs, et, comme tout ce qui a été conçu et réalisé d'abord par la volonté et l'esprit de suite, ils entrent par la répétition incessante, en grande partie dans le domaine du subconscient et celui des réflexes qui atteignent une précision et une rapidité extrêmes, sans que la volonté expressément intervienne.

J'ai montré, au début de cette étude, que le développement de l'outillage entraînait celui des idées et que la création matérielle est le point de départ de nouveaux concepts. Je pourrai en dire autant du mouvement physiologique : celui-ci en se développant, en se multipliant et en se perfectionnant, crée à son tour de la pensée; il porte en soi toute une évolution; c'est pour cela qu'il ne faut pas en négliger l'étude analytique et synthétique et qu'il faut le cultiver, suivant certains principes, pour obtenir de lui tout son rendement.

Les vrais virtuoses en art, surtout en musique, en chant, en éloquence, en tragédie, etc., et, d'une manière générale, dans toutes les manifestations de l'esprit humain qui nécessitent une alliance étroite avec le développement et l'assouplissement d'un organe transmetteur et réalisateur, sont obligés de s'entraîner méthodiquement par une répétition continue jusqu'au degré de perfection voulu et de cultiver l'organe traducteur de la pensée.

Jusqu'ici, quels sont les chirurgiens qui se sont cultivés physiquement pour atteindre en leur art, qui comporte un côté physiologique moteur si important, un niveau plus élevé? Quels sont les chirurgiens qui y ont même pensé? Je sais bien qu'instinctivement, beaucoup d'entre

XXXVIII

ceux qui sont doués arrivent au résultat désiré et, qu'en somme, l'exercice manuel de la profession, fait progressivement, tient lieu de cette culture physique plus ou moins spécialisée, mais n'empêche que si, dès le début, on cultivait et entraînait spécialement cette motricité pour l'adapter à une fin, en somme, scientifique, on arriverait à une meilleure et plus rapide exécution, sans que l'on soit obligé d'y parvenir au détriment de ceux sur lesquels on fait ses jeunes essais, et, de plus, on éveillerait chez de nombreux l'instinct des mouvements utiles, efficaces et adéquats. Car, en se manifestant, le sens moteur se développe et s'empreint d'un caractère intellectuel. L'ordre est de l'intelligence; les mouvements coordonnés sont une manifestation de celle-ci; les mouvements désordonnés sont sous l'empire de l'ignorance et de l'incompréhension.

Par le travail et la volonté, il faut acquérir la pensée motrice consciente et la faire, par l'exercice continu, partie si intégrante de soi, qu'on en fait l'auxiliaire le plus précieux de l'action. Finalement, cette pensée motrice, en grande partie, rentre dans le domaine de l'intuition et du réflexe. Et c'est ainsi qu'on parviendra à acquérir ce qu'on peut appeler le *style opératoire*.

C'est la façon dont le chirurgien évolue avec plus ou moins d'aisance, au milieu de tous ces actes multiples réalisés par le dynamisme et le taxisme opératoires, et dans une participation personnelle, physiologique, originale, qui constitue son style.

On a répété beaucoup, depuis Buffon, que le style c'est l'homme. Eh bien! on opère avec style, comme on écrit avec style, et le style opératoire, c'est le chirurgien. En somme, l'opération est un style au milieu d'une organisation bien comprise, et si je voulais faire de la littérature pour mieux me faire retenir par une comparaison fortement colorée, je dirais que c'est une strophe ou une phrase écrite dans la chair avec du sang et à la lumière de l'acier instrumental!

Que vise, en effet, l'Opération? C'est d'accomplir une œuvre thérapeutique à moyens manuels et instrumentaux, dans la sécurité aussi absolue que possible, c'est-à-dire en ne laissant rien au hasard, en ne faisant rien à l'aveugle, en faisant une *exérèse exacte* et, par conséquent, réduite au minimum de danger, en réalisant une *hémostase parfaite* qui est, peut-être, l'acte capital de la chirurgie, en soignant au suprême degré l'étanchéité et la *netteté des sutures*, et tout cela dans *l'asepsie la plus idéale*.

Ce but opératoire doit être poursuivi dans la *précision*, qui fait que l'acte va immédiatement à sa destination, dans la *méthode*, qui rejette impitoyablement tout ce qui est inutile, dans la *rapidité*, qui est généralement une des plus éminentes expressions de l'habileté et dont le résultat le plus appréciable est de tenir le moins longtemps sous l'instrument du chirurgien, une chair souffrante, en tout cas au point de vue cellulaire, malgré tous les anesthésiques qui abolissent la conscience de la douleur, mais, en somme, ne la suppriment pas.

Le chirurgien qui opère avec style est comme le géographe qui se dirige avec certitude sur ses cartes chargées et complexes; en opérant, il se conduit avec exactitude à travers la carte anatomique ou anatomo-pathologique du champ chirurgical où il porte son action et qu'il sait déchiffrer à première vue.

Presque tous les sens du chirurgien concourent à guider et à réaliser une opération, mais principalement la vue, le toucher, l'audition. C'est en voyant, en touchant surtout, c'est en entendant quelquefois, que le chirurgien se conduit à travers les méandres de la région opératoire et qu'il arrive à *manier* ensuite avec précision et méthode. Le progrès réel est d'opérer en voyant toujours, et, si quelques opérations se font guidées uniquement par le toucher, la plupart comportent un côté visuel primordial que complète le tact. On se rend compte aisément que la *main motrice* n'est pas tout en chirurgie, mais que les divers organes des sens doivent être aiguisés et cultivés à l'extrême, principalement celui de l'œil et de la *main sensitive ou tactile*.

Mais, en dehors de la culture de ces sens qui sont des centres d'aperception et de renseignements pour conclure à une action rapidement déclenchée, le chirurgien doit cultiver ce que j'appellerai le *sens taxique* ou du mouvement, principalement localisé à la main et à l'avant bras, car la main agit en même temps qu'elle reçoit des sensations tactiles.

Sous le nom de taxisme et de dynamisme opératoires, j'ai désigné, en dehors du côté purement intellectuel et cérébral de la chirurgie, tout ce qui était participation motrice de l'organisme du chirurgien en vue du maniement instrumental sous toutes ses formes. J'ai condensé sous les grandes appellations générales de Section ou Tomie et de Coaptation, toutes les modalités des mouvements exigés pour manœuvrer toutes les pièces variées de l'outillage chirurgical.

Mais par l'analyse très scrutée de la mise en œuvre de l'immense arsenal instrumental utilisé par la chirurgie spécialisée où l'imagination des hommes s'est donnée et se donnera toujours libre carrière, il est très facile de voir que dans le brassage des applications mécaniques des outils si variés, la morphologie instrumentale va, malgré tout, en se simplifiant, et,

XXXIV

qu'en même temps, la physiologie musculaire agissante du chirurgien, se réduit à des mouvements élémentaires qui sont : presser, tirer, pousser, élever, abaisser.

De cette analyse ressort aussi avec évidence que ces mouvements se condensent aussi dans les mouvements irréductibles des systèmes articulaires qui sont : la flexion, l'extension, l'adduction, l'abduction, la rotation et la circumduction, que ces mouvements utilisés chirurgicalement sont parfois isolés, mais, le plus souvent, associés, et qu'enfin, le maniement instrumental, loin de se borner, à se passer dans la main, comme on peut le croire, à une vue superficielle, se fait en réalité dans tout le membre supérieur, au point que la main, considérée comme l'organe spécialisé de l'adresse, joue assez souvent un rôle passif, rôle d'étau ou de pince. Les mouvements se passant dans les articulations des doigts, du carpe, du coude, de l'épaule, il y a toute une morphologie arthrologique et toute une morphologie myologique à connaître parfaitement et à développer au summum chez le chirurgien qui veut être à la hauteur réelle de sa tâche physiologique motrice, surtout dans le sens de la précision et de la rapidité.

Les mouvements destinés à manier l'instrument sont en réalité généralement polyarticulaires et c'est ce qui permet leur souplesse et leur variété combinée. Mais ce qui les caractérise, ce n'est pas le plus souvent leur force ni même leur célérité, c'est leur légèreté, leur délicatesse, leur finesse, dans la précision. Les actes de puissance sont quelquefois nécessaires; cependant, aujourd'hui, avec le perfectionnement mécanique de l'outillage, le chirurgien peut se contenter d'être doué d'une force moyenne, car dans l'application d'une énorme force comme, par exemple, celle de l'écrasement, l'instrument est adapté à sa fonction de puissance multipliée et facilement manœuvré sans qu'on soit obligé d'être un hercule.

Certes, à ne considérer que le côté manœuvrier, bien des métiers exigent une délicatesse, une adresse analogues et quelquefois mêmes supérieures à celles du chirurgien. Il serait même enviable pour nous que nous puissions égaler l'habileté et la rapidité manifestée par quelques artisans dans leur sphère; il faut y tendre de toutes nos forces, et nous pouvons prétendre à ne pas rester en dessous d'eux, d'autant que nous sommes guidés généralement par une intellectualité plus haute et d'une gamme autrement étendue. Mais il ne faut pas oublier que notre profession, en dehors du côté scientifique pur et de la somme des connaissances enregistrées par un savoir continuellement entretenu et modifié, réunit les fonctions bien diverses de différents métiers, comme ceux de tailleur, de coupeur, de menuisier, de serrurier, de boucher (et ceci dit dans le sens non péjoratif), de couturier, etc. Comme on le voit, le chirurgien fait office de nombreux métiers manuels. Mais ce qui fait la difficulté suprême de notre art, ce n'est pas la multiplicité de ces divers actes professionnels utilisés ailleurs et auxquels elle a recours, ce sont les conditions très spéciales, uniques même, dans lesquelles elle s'exerce et le sujet sur lequel elle exécute ces actes si divers. La grande, l'immense différence, c'est que l'habileté, l'adresse que le chirurgien doit prouver se fait sur une matière, la plus précieuse, celle qu'on ne remplace pas si on a échoué dans l'œuvre de main : la chair animée et vivante dont la moindre section tend une inondation du sang qui cherche à rompre ses digues. Si le chirurgien, opérait, travaillait à sec comme la plupart des artisans dans le matériel employé par eux, la chirurgie serait relativement facile, mais il travaille sur de la substance qui contient une canalisation multipliée et ramifiée à l'infini, sous la menace perpétuelle d'une rupture et sur une substance qui, par dessus le marché, fait partie d'un vaste organisme de vie dont les systèmes centraux : cardiaque, respiratoire, nerveux commandent tout le mécanisme biologique. En somme, le chirurgien embarqué dans une opération, travaille comme un marin au fond d'une cale menaçant de faire eau de toutes parts : c'est le torrent circulatoire qui précipite l'ondée sanguine jusque dans les confins les plus infimes des couches tissulaires où elle est prête à jaillir et cacher la vue du champ de travail qui fait, en définitive, à la fois, le péril et la difficulté de la chirurgie. Tout l'effort du chirurgien est d'opérer à sec sur un terrain essentiellement humide. En vérité, travailler sur la matière vive est autre chose que de travailler sur la matière inerte.

On conçoit, d'après cela que le chirurgien se doit d'éviter de perdre du temps et que la précision, la netteté et la vitesse seront des qualités essentielles qu'il devra réunir.

Comment pourra-t-il les acquérir et les perfectionner?

En se soumettant de bonne heure à des exercices, dès l'entrée dans la profession, à l'époque de la jeunesse où tout ce qui est enregistré par l'étude des mouvements est parachevé par l'entraînement, s'adapte finalement en réflexes impeccables, car rien n'est difficile comme de modifier dans un sens meilleur des réflexes devenus définitifs à l'époque de la maturité. Il faut donc éveiller de très bonne heure, la pensée motrice et les réflexes qu'elle engendre en vue d'actes déterminés et complexes qu'exigera la pratique de la chirurgie. Il sera nécessaire de cultiver les mouvements originels par lesquels seront maniés les instruments. Nous avons vu à quel nombre essentiel ils se réduisent : mais il faut savoir leur conquérir toute l'ampleur, toute la précision et toute la vitesse possibles, à la manière d'un boxeur qui cherche avec obstination la précision dans la rapidité maxima en s'exerçant sur le punching-ball. Ce que

fait cet athlète en vue d'un but qui n'a pas une si haute portée que celui de l'art opératoire,
pourquoi le chirurgien, cet autre exécutant qui devrait être aussi un athlète à sa manière, ne
le ferait-il point ?

Je ne vais pas ici, on le conçoit, donner tout un tableau de cette culture physique en vue
de manœuvres spécialisées; mais il me suffira, pour le moment, d'avoir dit qu'elle doit être
et se pratiquer, et d'en indiquer les principales lignes directrices.

La physiologie chirurgicale, si je pouvais m'exprimer ainsi, je le répète, n'est pas localisée seulement à la main qui est l'organe d'apparat, et au fond le dynamisme et le taxisme opératoires
résident dans une polyarthrie motrice qui commence au moins à l'articulation scapulo-humorale,
pour se terminer aux articulations distales phalangiennes : le moindre mouvement, pour
l'action la plus limitée parfois, exige sans qu'on s'en doute, quand on ne s'est pas étudié, une
mise en branle d'une bielle polyarticulée dont certains leviers se bloquent, tandis que d'autres se meuvent et dont les groupes musculaires jouent, suivant les besoins, tantôt un rôle
statique, tantôt un rôle dynamique de déplacement. L'apprenti chirurgien pour apprendre, le
chirurgien pour se maintenir en forme, devra s'adonner à la culture physique de la main,
de l'avant-bras, du bras, de l'épaule. La connaissance des divers groupes myologiques du
membre supérieur lui fera répéter à satiété, avec amplitude, vitesse croissante et précision
tous les mouvement initiaux qui se passent dans toutes les articulations. A la main, il culti-
vera l'action isolée et puis concomitante de la flexion et de l'extension des doigts, de l'adduction et de l'abduction des phalanges, il s'entraînera particulièrement au mouvement d'opposition du pouce et de l'index par lequel on peut réaliser l'adresse la plus fine pour la saisie
la plus délicate; ce mouvement originel dont fut doté à travers l'évolution zoologique la main
de l'anthropoïde a fait que l'homme a pu s'élever au sommet des êtres, au point que sa pensée, d'abord obscure, s'est progressivement illuminée d'ébauches en ébauches, de toutes les
réalisations matérielles enfantées par sa main, et qu'il n'est pas outrecuidant de dire que le
pouce de l'homme a créé la civilisation, et, qu'avec son pouce, l'homme, sculpteur de la matière pensante a pétri son cerveau. Les muscles interosseux, les lombricaux même, en même
temps que les muscles abducteurs et adducteurs du pouce devront être exercés ainsi que les muscles antibrachiaux à terminaison tendineuses digitales. Le mouvement de circumduction du poignet sera plus particulièrement exercé, car il est capable de la plus grande amplitude dans un
rayon relativement restreint. C'est dans la flexion et l'extension du coude à angulation gra-
duée suivant l'élargissement du mouvement que se réalise, si l'on y fait attention, une grande
partie de la vitesse mécanique du membre supérieur; quant à l'épaule, à un pôle supérieur où
s'effectue une vaste gravitation, elle est le siège d'une motricité réelle, quoique presque imperceptible, et ses mouvements sont solidaires de ceux de la main ou des doigts, alors que ces derniers semblent seuls agir.

Tous ces mouvements élémentaires on est dans l'obligation de les exécuter, si l'on veut
se préparer ou se perfectionner, comme le pianiste fait des gammes, le violoniste des arpèges,
le chanteur des vocalises, l'orateur des périodes, le boxeur du punching-ball, le coureur des
sprints, etc. On peut augmenter la force et surtout la dextérité des groupes musculaires de
l'habileté et de la précision, par la résistance progressive qu'on peut leur opposer grâce à
des appareils que je ne décrirai pas ici, mais parmi lesquels je citerai surtout les poignées à
ressort, la bobine Andrieu, les divers haltères légers, mes lingots-haltères, etc. En vue de la
virtuosité opératoire, ce qu'il faut retenir principalement, c'est que les muscles de l'avant-bras,
dont le plus grand nombre commande aux doigts, sont les muscles de l'adresse et qu'il faut
plus particulièrement les éduquer. Il faut aussi comprendre qu'il est fort utile de développer
à égalité la dextérité de la main gauche et celle de la main droite.

Par cette incitation à la culture physique raisonnée, en vue de l'action chirurgicale, qu'on
ne croie pas à un désir immodéré de faire du chirurgien un homme de force, un Hercule ou
un Apollon, mais un athlète, car la chirurgie, par un de ses aspects si divers et, par les vertus
et les aptitudes qu'elle nécessite, doit être considérée comme un sport autant qu'une science
et un art : et nous appelons athlète un homme agile et prompt, ayant du coup d'œil et de la
décision.

Pour terminer, je dirai que cette culture physique spécialisée en vue de l'action chirurgicale à rendement intensif et qui aboutit à ces indispensables qualités de précision, de dextérité, de rapidité et parfois de puissance dans la finesse des mouvements pour manier l'instrumentation la plus variée, doit aller de pair avec la culture physique générale que poursuit
tout être supérieur qui a le souci de la noblesse et de la souplesse de son corps, en même
temps que de la culture et de la lucidité de son esprit.

Le chirurgien véritablement entraîné, réduira au minimum les inconvénients de son ap-
proche : il ne portera pas un ventre obèse dans celui de ses malades, il n'inondera pas de sa
sueur de gros mangeur ou de gros buveur la région opératoire, il n'anhélera pas d'un souffle
oppressé sur sa tâche, et il aura la possession absolue de sa maîtrise accrue par l'hygiène et
l'exercice continuellement à la dévotion de sa science.

XLI

MORPHOLOGIE INSTRUMENTALE

CLASSIFICATION

Une classification, pour si imparfaite qu'elle soit, c'est toujours de l'ordre et c'est sûrement une clarté. Avoir emmagasiné dans sa cervelle des connaissances pêle-mêle, ce n'est pas les posséder utilisables et profitables : c'est ressembler étrangement à ces gens du monde qui recueillent de leurs lectures disséminées et des conversations plus ou moins superficielles des notions de tout, par tout, aimables ignorants, parfois insupportables pédants, qui croient détenir des lumières, et, en réalité, ne savent rien du tout.

Le savoir superficiel n'est pas le savoir; tout au plus donne-t-il, chez les esprits bien nés le désir de s'intéresser davantage et de connaître plus profondément; le *savoir non ordonné,* déréglé, non classé, n'est pas du savoir : c'est une confusion de nuages où rarement un rayon d'éclaircie pénètre. Que dirait-on d'une bibliothèque où les ouvrages, seraient-ils les plus précieux et chargés de science et de sagesse humaine, seraient amoncelés au milieu de la pièce ou dispersés dans ses quatre coins? Il faudrait déjà du savoir ordonné pour remédier quelque peu à ce chaos, et quel temps faudrait-il pour mettre à leur place les ouvrages dans un ordre consultable et profitable? Entassés dans le désordre, tous ces volumes ne sont que de la matière; rangés et catégorisés suivant leur substance et leur enseignement, ils sont déjà de la lumière, de l'intelligence et de la force féconde en puissance pour les esprits prêts à cueillir leur pensée.

Je vais m'efforcer d'établir une classification des instruments suivant les modalités d'application et suivant ce que je pourrai appeler la *morphologie instrumentale.* Je ne la donne pas dans un souci de permanence; je tiens, dans cet essai sur la tendance et l'esprit de l'instrumentation chirurgicale, à simplement apporter quelque clarté mnémotechnique et à jalonner une route à poursuivre, espérant que d'autres préciseront et compléteront la question, préparés ou facilités par ce travail préliminaire.

Pour la présentation de mes propres instruments, comme on le verra plus loin, j'ai suivi l'*ordre anatomique* d'application chirurgicale : chirurgie générale, chirurgie osseuse, chirurgie thoracique, chirurgie abdominale, chirurgie gynécologique (avec subdivision de chirurgie pelvienne (voie haute) et chirurgie vaginale (voie basse).

Ici, je vais exposer une classification plus générale, en rapport avec les *formes instrumentales essentielles,* mais rentrant dans les deux divisions principales que j'ai indiquées pour l'opération en général.

C'est ainsi que j'énumérerai dans leurs grandes lignes, car je ne peux prétendre à les nommer tous, les instruments qui servent : 1° à l'exérèse anatomo-pathologique; 2° à la réfection anatomo-physiologique.

1er GROUPE.

MORPHOLOGIE INSTRUMENTALE DE L'EXÉRÈSE OPÉRATOIRE ANATOMO-PATHOLOGIQUE.

Instruments principaux

La section qui préside à l'exérèse opératoire, en définitive, se fait soit par coupure, soit par attrition.

Les instruments de l'exérèse sont donc : *tranchants,* par section appuyée (les couteaux en général) ou par section coincée (les ciseaux et cisailles en général); *râclants* (les rugines pour décoller le périoste, les curettes pour enlever les produits pathologiques dont les tissus sont chargés); *sciants* (les lames en aspérités dentées ou les fils et tiges en aspérités par torsade); *cautérisants* (le thermocautère en couteau ou le galvanocautère en couteau ou en anse); *écrasents* (par histotripsie des tissus, vaisseaux, organes); *broyants* (par pulvérisation de produits pathologiques, le plus souvent pierreux ou lithiasiques).

L'exérèse se fait le plus souvent au moyen de couteaux, de ciseaux, de curettes et parfois même de tubes tranchants.

Couteaux

Couteaux de chirurgie générale. — Ce sont ce qu'on appelle des *bistouris* dont il existe des formes si diverses : le plus souvent droits ou convexes, à fil tranchant unilatéral; on en a inventé d'innombrables formes, mais leur schéma essentiel est le même. Je citerai cependant, parmi les derniers venus : le *couteau à forme de tranchet* de cordonnier et mon *bistouri à lames interchangeables*, qui se distingue par sa lame plate renouvelable et le mode de montage sur un manche porte-lame agissant par coincement; mon *bistouri à pointe bitranchante*, etc.

Couteaux de chirurgie spéciale.

Couteaux pour les membres. — *Couteaux à amputation, couteaux à résection,* couteaux à tendons ou *ténotomes* (celui de Filizet, d'Ollier, par exemple); couteaux pour les veines, pour la saignée ou *phlébotomes* ou *lancettes*. Les *rugines* sont aussi, en somme, des couteaux à râcler, à décoller; elles sont droites ou courbes sur le plat; hors les rugines classiques, il faut citer la magnifique et puissante rugine en bec de canard de Lambotte et la rugine tout à fait originale de Doyen pour dépérioster les côtes.

Couteaux gynécologiques. — *Couteau de Péan* à long manche, droit ou courbe moyez, Moure, Béhague, Moritz, Schmidt, Fein, morcellement.
Couteau bitranchant de Segond, pour morcellement du fibrome dans la myomectomie conservatrice.
Couteau de Larogenne ou colpotome, pour colpotomie, qui est une association de trocart et de ciseaux à tranchant externe peu usité aujourd'hui.
Couteaux lancéolaires ou en crosse, pour petite gynécologie et scarificateurs du col, d'ailleurs peu utiles.

Couteaux urologiques. — *Le méatome de Guyon* qui est, en somme, un ciseau dont une branche a un tranchant tourné en dehors et qui taille par écartement et par retrait.
L'urétrotome, trouvaille de génie de Maisonneuve que plusieurs, comme Albarran, n'ont fait que modifier, et qui est un couteau triangulaire fonctionnant automatiquement sur glissière par un mouvement de propulsion d'arrière en avant.

Couteaux ophtalmologiques. — *Les couteaux cornéens,* dont le type initial est le *cornéotome* ou couteau de Daviel ou de Graefe, pour la cataracte, très étroits et longs.
Les couteaux scléroticaux ou *sclérotomes.*
Les couteaux lacrymaux ou *lacrymotomes,* comme le couteau de Weber pour les voies lacrymales.

Couteaux otologiques. — Couteaux fins pour la paracentèse du tympan.

Couteaux laryngologiques. — Les *polypotomes* laryngés sont de petites guillotines qui fonctionnent sur glissière.

Couteaux pharyngologiques. — *Amygdalotomes* (dont l'initial celui de Louis Mathieu) sont des couteaux à glissière.
Couteaux-curettes fenêtrés pour végétations adénoïdes dont de très nombreux modèles (Lermoyez, Moure Béhague, Moritz, Schmidt, Fein, etc.).

Couteaux dermo-épidermiques. — Tous les petits *couteaux à scarification* utilisés en dermatologie.
Les *appareils à ventouses scarifiées* sont des couteaux à lames multiples et à déclic.
Couteaux pour prélever des greffes dermo-épidermiques (le simple rasoir à manche fixe de Pierre Delbet, le couteau-yatagan de Dartigues qui sert aussi à faire des incisions biseautées).
Couteau pour prélever des greffes cartilagineuses de Gosset.

Ciseaux

Ciseaux à froid.

Les ciseaux à froid sont, en somme, des couteaux dont le tranchant au lieu d'être longitudinal, est transversal par rapport au manche. Je consacre, peut-être à tort, à l'habitude du nom; en réalité, le mot ciseau devrait être réservé aux instruments tranchants articulés à deux branches.

Les ciseaux à froid *dont la lame est plate* : ce sont les ciseaux à froid ordinaires avec tranchants rectilignes, de toutes dimensions, pour pratiquer des tranchées osseuses, des trapes osseuses comme dans les mastoïdites, pour détacher des lamelles osseuses. Le prototype en est la série des ciseaux de Mac Ewen.

Les ciseaux à froid *dont la lame est concave*, en gouttière, avec tranchant curviligne et qu'on appelle plus communément des *gouges*, pour creuser des gouttières, faire certaines tunnellisations. Le plus souvent droites, dans leur manche et leur lame, ces gouges sont quelquefois coudées en truelle.

Le plus souvent ces ciseaux à froid ou ces gouges ont leur partie tranchante dans le prolongement du manche. J'ai créé, comme on peut le voir plus loin, une gouge-enclume à manche latéral.

Les ciseaux à froid et les gouges ne peuvent agir que par une force contondante qui leur vient d'un autre instrument : le *marteau*. Les marteaux sont variés : quelques-uns sont en bronze mou, quelquefois en plomb, quelquefois en buis, le plus souvent en fer; ils sont de forme cylindrique ou conique, ou biconique, quelquefois sphérique (marteau de Dujarrier), quelquefois à surface de frappe concave (marteau de Dartigues).

Au fond, les ciseaux à froid proprement dits ou les gouges, au point de vue de la classification morphologique instrumentale, devraient rentrer dans la série des couteaux spéciaux (généralement pour l'usage de la chirurgie osseuse), mais couteaux exigeant un mouvement bi-manuel : pour tenir l'instrument appliqué à l'endroit de la coupe et pour tenir le marteau qui enfonce le couteau spécial.

Ciseaux, proprement dits.

Les *ciseaux proprement dits* sont des instruments tranchants, bi-lamellaires qui agissent et coupent par coincement dans la rencontre de leur fil tranchant opposé. Il existe des ciseaux unilamellaires dont la lame est tournée en dehors et dont l'action tranchante se fait en ouvrant les branches et en les retirant, au lieu de se faire comme d'habitude en serrant les branches.

Les lames de ces ciseaux sont à extrémités pointues, ou demi-mousses, ou mousses, droites ou courbes, courbées sur le plat ou sur le champ.

L'articulation de ces ciseaux se fait de diverses manières, par vis, etc.; mais l'articulation à la Collin„ la meilleure, a prévalu : c'est celle qui se prête le mieux au démontage et à l'asepsie.

Les dimensions de ces ciseaux sont très variables : très petits, moyens, grands modèles. Il en existe à longues lames et à longues branches, à courtes lames et à longues branches puissantes (*ciseaux de J. L. Faure, ciseaux de Dartigues*), à courtes lames et à très longues branches (*ciseaux d'accouchement de Dubois, ciseaux à hystérectomie de Péan*).

Les formes et les dimensions diverses des ciseaux varient surtout suivant leur usage, soit pour chirurgie générale, soit pour chirurgie spéciale : chirurgie gynécologique, urologique, gastro-intestinale, chirurgie ophtalmologique, oto-rhino-laryngologique, chirurgie vasculaire, chirurgie nerveuse.

Leur mise en action est, à l'inverse des ciseaux à froid, unimanuelle, utilisant un mouvement de bâillement ou d'ouverture de la mâchoire coupante et de fermeture ou de pression de cette mâchoire.

Cisailles.

A la réflexion, ce qui différencie les cisailles des ciseaux proprement dits, c'est que leurs branches de manipulation sont droites ou légèrement courbes pour la prise, alors que la prise et le maniement des ciseaux ordinaires se fait par des anneaux terminaux.

Les lames de ces cisailles sont droites ou courbes, angulaires et à biseau de façon à former gouttière pour laisser glisser la partie d'os à extirper.

La plupart des cisailles sont des instruments de chirurgie osseuse et cartilagineuse; elles servent soit simplement à régulariser des rebords osseux, soit plus spécialement à sectionner certains os : c'est ainsi qu'il y a des cisailles puissantes pour la résection rapide et étendue des apophyses épineuses dans les laminectomies, des cisailles pour les côtes ou *costotomes*, dont le plus classique est *celui de Farabeuf* en bec de perroquet, et le plus original et le plus intéressant, *celui de Doyen*.

Pinces-gouges.

Les pinces-gouges sont, en somme, des ciseaux à extrémités en forme de cuiller tranchante, cuiller pleine ou fenêtrée, droite ou courbe ou coudée. La partie mordante a : soit deux coquilles coupantes fenêtrées ou non se faisant face, soit une coquille point d'appui mousse s'opposant à une coquille tranchante. Les branches de maniement sont souvent maintenues écartées par un ressort.

Elles sont destinées à enlever des parties molles, et affectent alors la forme de pinces à l'emporte-pièce, c'est-à-dire fenêtrées, usitées surtout en rhino-laryngothérapie, comme pour le morcellement de l'amygdale (la *pince de Rauall* en est le prototype). Je citerai, en passant, la *pince à emporte-pièce de J. L. Faure* pour prélèvements histologiques et biopsies.

Elles sont destinées aussi à enlever des parties dures, et surtout usitées en ostéothérapie, soit pour régulariser des entablements osseux, soit pour agrandir une trouée osseuse en crânicetomie, en diaphysectomie, en épiphysectomie, soit pour suivre par morcellement un trajet amorcé : les *pinces-gouges de Doyen, de Lambotte* sont les plus remarquables. J'ai fait faire, comme on le verra plus loin, une *pince-gouge coudée* d'une extrême puissance par Collin, pour la chirurgie des séquelles osseuses de guerre.

Les curettes sont des instruments tranchants, le plus souvent d'une seule pièce, composées d'un manche et d'une extrémité en cuiller. Cette cuiller est hémisphérique ou ovalaire, le plus souvent, fenêtrée ou non. Les curettes sont, en somme, des instruments qui pourraient rentrer, en tant qu'instruments tranchants, dans la classification générale des couteaux qui affectent des formes si variées. Les plus connues de ces curettes sont *celles de Récamier, de Pozzi, de Bouilly, d'Auvard, de Sims, de Wallich*. Cependant, les curettes ont parfois leurs rebords mousses, comme la curette de Récamier.

Quelques curettes ont même le rebord de leur cuiller, denté mousse, comme une sorte de râteau demi-circulaire ou ovalaire, ainsi la *curette utérine de Kelly* (de Baltimore).

La plupart de ces curettes sont destinées au curettage de l'utérus. D'autres curettes tranchantes, de calibres variés, dont le type est la *curette de Wolkman*, servent à la chirurgie osseuse et au grattage des fongosités osseuses. Quelques-unes, mousses, comme *celle de Desjardins*, servent en chirurgie biliaire à mobiliser les calculs du cholédoque.

Les trocarts, en leur principe, sont des tubes à extrémités tranchantes, circulaires ou en bec de flûte, à mandrin ou sans mandrin. Les grosses aiguilles sont des trocarts.

Ils servent à évacuer des collections liquides, aidés ou non de l'aspiration par le vide (appareil de Potain, appareil de Dieulafoy).

Il y a les trocarts à hydrocèle, à thoracentèse, à paracentèse, à ponction des sinus de la face, etc. Un trocart qui a eu sa vogue a été le grand trocart de *Chassaignac*. Il faut citer le trocart à kyste ovarique à ajutage latéral de *Pozzi*, mais qu'on trouve déjà représenté dans le *Bourgery et Jacob*.

Certains trocarts servent maintenant, non plus à évacuer, mais à injecter des liquides ou même de l'air ou un autre gaz pour provoquer un pneumo-rein ou un pneumo-péritoine.

Les *tubes tranchants de Doyen* sont des sortes de trocarts pour substances solides en contribuant au morcellement des fibromes : ce sont, en somme, des couteaux cylindriques à emporte-pièce. Là, comme toujours, Doyen a montré une profonde originalité.

II. – Instruments d'Exérèse par Sciage.

Lames plates, rectilignes, dentées.

Ce sont les scies ordinaires à amputation. Elles sont montées sur un manche à dos mobile et fixateur, ou bien sur un cadre à manche qui les tend.

Il faut citer parmi elles, la scie à chantourner de Raoul Mathieu, puis de Farabeuf, et également la petite scie à curseur de Doyen pour crâniectomie, instrument original qui permet la graduation du sciage.

Lames plates en disques dentés.

Ce sont des scies circulaires rotatives, mues le plus souvent par l'électricité (Albee, Dauriac) ou par un mécanisme simple de dentiste (Cunéo et Rolland).

Lames en couronnes dentées.

Ce sont les couronnes de trépan, mues par des vilbrequins, connues depuis très longtemps dans l'industrie.

Lames en tranches plates, semi-lunaires ou fraises.

Les fraises, pour trépanation ont été introduites en chirurgie par Doyen.

Le type en est la *scie de Gigli* : le fil est tendu sur un cadre à manche, comme celui de Péraire, par exemple. Il agit par la disposition râpeuse du fil.

Le *trépanateur de de Martel* en est le prototype. La section s'opère par la rotation extrêmement rapide dans le sens vertical d'une tige rigide râpeuse qui, poussée en même temps qu'elle tournoie, agit à la façon d'une charrue dont le soc vertical serait rotatif.

La *scie en chaîne* est composée de maillons articulés, avec, sur un des côtés, des petites dents jumellées. C'est une scie souple. On la tient et la manie par deux petites poignées avec crochets. Le mode de sciage par cet instrument se fait par *traction* vers l'opérateur qui tire vers soi en même temps qu'il alterne le mouvement de va et vient, à l'encontre de la scie ordinaire qui agit par appui en propulsion.

L'écraseur en chaîne était un instrument composé en partie d'une chaîne dentée.

Curettes.

Trocarts et Tubes tranchants.

Section par scies.

Scies en lames dentées, ou en lames tranchantes.

Scies en fil à torsade.

Scies en tige à torsade.

Scies en chaîne dentée.

III. — Instruments d'Exérèse par Cautérisation.

L'exérèse se pratique parfois en sectionnant par une lame rougie : l'exemple le plus commun en est l'appendicectomie, la section de l'intestin dans la colectomie, etc.

Section par cautérisation.	Thermo-cautérisation.	La section se fait au moyen d'une tige plate en couteau que l'on porte au rouge comme dans l'appareil si connu du *thermocautère de Paquelin*. On a inventé d'autres thermocautères qui ont cherché à éviter la soufflerie et à simplifier l'appareil pour le rendre moins encombrant, et rendre l'opérateur plus indépendant dans son maniement : tel est l' *aphysocautère*.
	Galvano-cautérisation.	La partie sectionnante de l'appareil est tantôt une lame plate en forme de petit couteau, ou un fil en anse que l'on porte au rouge vif en faisant passer le courant électrique. Les galvano-cautères ont l'avantage de pouvoir être maniés par l'opérateur seul qui laisse passer ou interrompt le courant lui-même; de plus, ils permettent des sections dans des cavités profondes, comme celles de la face, en permettant de passer l'anse galvanique par-dessus et autour des pédicules des tumeurs à extirper. La galvano-cautérisation est très utilement employée dans les affections de l'urètre et de la vessie.

IV. — Instruments d'Exérèse par Tripsie ou Écrasement.

L'exérèse par Tripsie n'est pas toujours le résultat direct d'une section par écrasement, mais l'écrasement facilite singulièrement la séparation des tissus amincis au suprême degré par un laminage qui évite le plus souvent l'ouverture d'organes tubulaires ou sacciformes comme le tractus gastro-intestinal, tout en produisant l'hémostase des tranches. L'écrasement a pris surtout depuis Doyen et Souligoux une extension très grande en chirurgie de l'appareil digestif.

Section ou Évacuation par Tripsie.	Histotripsie.	J'appelle ainsi l'écrasement des tissus. Cet écrasement a été appliqué tout d'abord sur une certaine échelle, aux pédicules vasculaires : c'est l'*angiotripsie*, *pratiquée* au moyen de l'*angiotribe* de Doyen qui le créa et le vulgarisa. A l'étranger, on a essayé l'hémostase artérielle par de petites pinces angioclastes, pour ainsi dire, mais ces essais n'ont pas été mis au point. Parmi les écraseurs intestinaux, il faut citer ceux de *Souligoux, Mayo, Payr, Gudin, Condamin, de Martel, Pauchet-Collin;* la pince à écrasement de l'appendice de *Kelly*.
	Lithotritie.	La lithotritie ou broiement jusqu'à la pulvérisation, est par rapport aux productions pierreuses ce qu'est le morcellement des tumeurs solides, en particulier le fibrome. Le *lithotriteur* est surtout remarquable par les mors qui sont de Reliquet et l'écrou-brisé qui est de Charrière et Collin. Guyon n'inventa pas le lithotriteur, mais le mania avec une extrême maîtrise.

INSTRUMENTS COMPLÉMENTAIRES

D'une façon générale, il s'agit d'instruments de prise, de saisie des tissus anatomiques qu'il faut traverser et écarter, et de préhension des tumeurs solides ou kystiques qu'il faut tenir et tirer pendant qu'on en pratique l'exérèse. Ces instruments de préhension ne sont pas cependant toujours des instruments complémentaires, et quelquefois même ils jouent le rôle principal, car en même temps qu'avec eux on pratique la saisie, on réalise l'exérèse, par exemple, les daviers dentaires et certains instruments obstétricaux, tels le forceps, le céphalotribe, etc. Voici une division possible qui peut servir de départ à une division plus rationnelle et plus pratique.

Instruments de préhension par pinçage simple.	Pinces à disséquer en ressort.	Leur principe est d'être, en général, formées par deux lamelles disposées en ressort qui se maintiennent écartées et qui agissent par simple pression momentanée des doigts. Cependant la fixation de leur prise peut se faire par un verrou. Ces pinces, au niveau de leurs extrémités de saisie, sont *à griffes* ou *sans griffes;* il en existe de droites et de condées, et de dimensions très différentes, depuis celle qui est utilisée en ophtalmologie (iridectomie) jusqu'à celles dont on se sert en chirurgie abdomino-pelvienne. Elles existent de toute antiquité; elles sont basées sur le principe des pincettes à feu; on les a trouvées absolument pareilles aux nôtres dans les fouilles de Pompéi et d'Herculanum.
	Pinces articulées à crémaillère et à mors variables.	Ces pinces qui n'attritionnent par les tissus et servent simplement, le plus souvent, à les manier, ont leur articulation soit à vis, soit, le plus souvent, à la Collin, sont munies également, le plus souvent, d'une crémaillère pour fixer la prise à des degrés divers d'étreinte, et ont surtout les mors plus variables : en cœur, en T,

XLVI

en triangle, en plateaux à cadre carré, arrondi, ovalaire. Parmi, il faut citer les pinces à manier l'intestin : celle à plateau rayé de *J. L. Faure*, la triangulaire légère de *P. Duval*, l'ovalaire de *Dartigues*, les pinces à kystes de *Nélaton* et de *Péan*, celles de *Doyen*, dont l'une est à anneau latéral de prise.

Parmi elles, il faut énumérer aussi les pinces à saisir l'utérus sans le blesser : celles que j'ai été le premier à appeler *hystérolabes*, mot qui est resté; mon *hystérolabe*, la pince à cuiller de *Cullen*, la pince de *Casséus*, la pince de *Coffin* : ces pinces empaument l'utérus sans le griffer.

A citer encore les pinces tenettes pour extraire des fragments placentaires, certaines pinces pour extraire des calculs du rein ou de la vessie, pour extraire les corps étrangers en oto-rhino-laryngologie, etc.

Instruments de préhension par accrochage.

Instruments à crochet à manche.

Il faut citer tout d'abord le crochet court à manche de *Chassaignac*, c'est exactemnt ce même crochet dont se sert *Tuffier* pour l'énucléation des fibromes dans la myomectomie abdominale; c'est ce même crochet à manche plus long dont se servait *Ségond* pour l'extirpation des fibromes par myomectomie vaginale. Ce sont, en somme, des harpons simples.

Instruments à érignes mobiles.

Parmi il faut nommer : l'*amygdalotome* dont la prise s'opère par un double crochet, l'*érigne glissante de Doyen* pour la saisie du col dans son procédé d'hystérectomie abdominale par bascule antérieure.

Instruments à articulations en pinces et à mors dentés.

Ce sont surtout les grandes pinces à une dent par mors ou *pince tire-balle*, à deux dents ou de *Museux*, à trois et quatre dents de *Péan*, à trois dents courbes de *Kelly*.

Puis les pinces plus petites de format et à dents de souris : telle la pince intestinale de *Chaput*, celle à dents plus multiples d'*Ombrédanne*.

Enfin les pinces à saisir les corps étrangers et en particulier les projectiles, telles l'excellente *pince de Casséus* et celle de *Petit de la Villéon* pour l'extraction des éclats d'obus dans la profondeur du parenchyme pulmonaire.

Il faut y joindre toute la série des *daviers dentaires*, droits, courbes, angulaires, puis ce que j'appellerai les *daviers osseux*, comme celui d'Ollier, celui de Farabeuf, ceux admirables de Lambotte, daviers qui servent généralement à tenir l'os solidement pendant les manœuvres de sciage, de rugination, etc.

Instruments de préhension par vissage.

Ce sont surtout des instruments qui ont été utilisés pour la saisie et l'extraction des gros fibromes utérins, instruments à spires et hélicoïdaux. Ce sont, en somme, de gros tire-bouchons adaptés à l'extirpation de grosses tumeurs sur lesquels ils donnent une prise considérable, non déchirante.

Ces instruments, de principe identique, varient uniquement par la forme de la poignée du tire-bouchon et les dimensions de la spire : *tire-bouchon de Doyen*, à manche à anneau, *tire-bouchon de Delagénière*, à très grosses spires et à manche en anse, *tire-bouchon d'Albertin* (de Lyon) qui se distingue par une double spire et un point d'appui en chapiteau quand le tire-bouchon est arrivé au bout de sa course : sa prise est formidable.

Instruments de préhension par levier.

Il faut faire une classe à part avec quelques-uns de ces instruments qui sont assez complexes et dont la nomenclature peut s'augmenter suivant des besoins nouveaux : c'est ainsi que je citerai, parmi eux, le *désenclaveur prostatique de Young*, le *désenclaveur de Cathelin*.

Dans ces instruments on peut citer la vieille et classique *clef de Garengeot* qui est une sorte de davier à levier.

En somme, les instruments de la partie exérétique de l'opération sont : 1° des *instruments sectionneurs* (par tranchage, sciage, cautérisation); 2° des *instruments extirpateurs* (par dégonflement ou évacuation, morcellement, écrasement, broiement préalables); 3° des *instruments préhenseurs* (par pinçage, accrochage, vissage, levage).

II° GROUPE.

MORPHOLOGIE INSTRUMENTALE DE LA RÉFECTION OPÉRATOIRE

ANATOMO-PHYSIOLOGIQUE.

La coaptation qui préside à la réfection opératoire se fait par des instruments qui sont utilisés dans les trois modalités principales suivantes : ligature et hémostase, clouage et vissage, suture et par des instruments qui servent aux actions adjuvantes, en particulier : la stabilisation, la préhension, la protection, etc.

1° Instruments de Ligature et d'Hémostase.

Pinces hémostatiques

Pinces artérielles.

Petits modèles. — Ces pinces varient beaucoup suivant l'extrémité de leurs mors en plusieurs variétés avec ou sans griffes. Exemple :
Pince de *Kœberlé, Péan* (plateau ovalaire);
Pince de *Terrier,* de *Delagénière* (plateau conique);
Pince de *Championnière* (plateau en palette);
Pince de *Brodier* (plateau en bec de canard);
Pince de *Kocher* (à plateau terminé en griffe);
Pince de *Reverdin* (à anneau sans encoche).

Moyens modèles. — *Pinces de Beaussenat.*
Pinces de Dartigues (avec mors en surface de lime et appelés pinces angiostatiques; etc.

Grands modèles. — *Pinces de J. L. Faure* pour artère utérine dans l'hystérectomie abdominale.

Pinces veineuses — Toutes les pinces précédentes servent aussi à pincer les veines. Cependant, il faut citer les *pinces de Doyen* à mors épais et en marteau qui permettent une ligature non dérapante dans la profondeur.

Pinces pédiculo-vasculaires. — Très souvent, on ne pince pas isolément l'artère ou les veines, et pour les pédicules nourriciers de certains organes à nutrition départementale, pour ainsi dire, isolément aboutissante, on les saisit en entier.
Parmi ces pinces pédiculaires, il faut citer :
Les pinces à longues branches et à mors courbes ou droits de *Péan,* de *Richelot, Doyen, Ricard,* etc.;
Les pinces à longues branches et à mors courts, droits ou courbes et à striation diverse (transversale, longitudinale, oblique, cloutée, en râpe qui ont servi ou servent surtout dans les hystérectomies abdominales ou vaginales : pinces de *Péan,* de *Segond,* de *Pozzi,* de *J.-L. Faure,* de *Jayle,* de *Dartigues,* etc., etc.).
A côté de ces pinces pédiculaires vasculaires, il faut mettre les pinces qui servent à pincer le pédicule de certaines tumeurs, telles les pinces spéciales courbes de *Guyon* pour les tumeurs de la vessie.

Porte-fils. — La ligature n'est pas toujours précédée de la forcipressure et le fil est porté autour du vaisseau ou du pédicule vasculaire à lier, soit par les aiguilles à manches, ordinaires, dont nous allons parler, soit par des instruments spéciaux dont les plus classiques sont : *l'aiguille droite mousse, demi-courbe à chas fermé de Terrier;* puis *l'aiguille mousse coudée de Deschamps.* Il faut mettre dans ce groupe *l'aiguille de Cleveland* et *l'aiguille à levier et à branches de Dartigues,* dont on verra une figure plus loin.
Il faut citer aussi, les passe-fils pour ligatures osseuses, en particulier ceux de *Lambotte.*

2° Instruments de Clouage et de Vissage.

Matériel. — Les clous, chevilles, les vis, les agrafes, plaques en métal, bois, ivoire, os, etc. (*Lambotte, Jacoël, Dujarrier, Delbet, Cunéo,* etc.). Ce n'est là que du matériel, ce n'est pas l'instrumentation à proprement parler.

Instruments de forage préalable. — En chirurgie osseuse, ce matériel rigide ne peut être utilisé généralement que par un forage préalable qui trace le chemin au clouage, au vissage.
Il se fait au moyen de *vrilles, forets* et *vilbrequins* : les plus remarquables sont ceux de *Lambotte.*

Instruments de fixation. — Instruments de frappe : divers *marteaux,* déjà vus.
Instruments de torsion : divers *tourne-vis* (à citer particulièrement celui de *Lambotte* à déclanchement qui évite la reprise de la torsion par la main.

3° Instruments de Suture.

Matériel de suture. — Je ne le cite que pour mémoire et pour former un tout, mais ce n'est pas là de l'instrumentation proprement dite, demandant un maniement physiologique spécial.
Ce matériel est *d'origine métallique* (fils d'argent, de bronze, d'aluminium, agrafes des accoucheurs, agrafes des anciens chirurgiens (agrafes par le principe du ressort), agrafes de *Michel* (par le principe nouveau de la flexion au point faible). On peut y ajouter l'appareillage qui réalise les effets de la suture, comme les boutons anastomotiques (de *Murphy, Chaput, Jaboulay, Villar*). A ce sujet, je rappelle que le principe du bouton anastomotique est réalisé depuis avant Murphy : il n'y a qu'à regarder les belles planches de l'atlas de Bourgery et Jacob, exécuté il y a soixante ans. Aux boutons, il faut citer quelques *instruments porte-boutons,* qui en facilitent l'application. Au sujet des sutures par agrafes métalliques, il faut citer les *porte-agrafes de Michel* pour la peau et les pédicules vasculaires et les *enlève-agrafes.* Ce matériel est aussi *d'origine animale* (crins, tendons de renne, catgut, soie, etc.) ou *végétale* (lin, etc.).

Instruments proprement dits d'aiguillage.

Aiguilles isolées sans manche.

A. A maniement direct, aux doigts.

Ces aiguilles servent à suturer les parties molles et souples, en particulier, la peau, l'intestin. Ce sont des *aiguilles droites*. Le type en est l'*aiguille de couturière* plus ou moins modifiée, ou simple *à chas fermé*, ou *à chas ouvert et fendu*, parmi lesquelles il faut citer comme la plus récente et la plus commode celle de Pauchet : le chas fendu à l'avantage de monter le fil par pression et non par enfilage ce qui est généralement plus facile.

A. A maniement indirect, par la panne fléchie et au moyen de porte-aiguilles.

Ces aiguilles servent à suturer toutes les parties molles des tissus : peau, muscles et aponévroses, vaisseaux, intestins. Elles sont donc de dimensions infiniment variables, les aiguilles vasculaires sont extrêmement fines. Suivant leurs formes, on peut adopter la subdivision suivante :

Demi-courbes (aiguilles de Ricard pour l'intestin) : Cylindriques et coniques. Aplaties et triangulaires.

Courbes. : Cylindro coniques, courbes sur le plat et courbes sur le fil (aiguilles de Hagedorn); courbes sur le plat au niveau du chas et courbes sur le fil à l'extrémité piquante.

Porte- ou Pince-aiguilles.

Ces porte-aiguilles sont basés sur des principes variables :

Porte-aiguilles à manche simple.

— et à pression à distance par *vis centrale* (l'originale *aiguille de Gaudin-Reverdin*.

— et à pression à distance par *levier articulé* (porte-aiguille à levier simple et encoche pour le pouce de Dartigues (fabricant Bruneau), et le porte-aiguille à levier simple et à crans d'arrêt de Dartigues (fabricant Collin).

Porte-aiguilles à branches tenant lieu de manche.

Simples et sans anneaux.

Agissant par pression, par coinçage. (porte-aiguille de Pozzi pour aiguilles de Hagedorn).

Agissant par pression directe (un grand nombre de porte-aiguilles).

A crémaillère ou non, pour maintenir la prise.

Branches à anneaux de prise.

Anneaux comme ceux des ciseaux.

A crémaillère de maintien de prise ou non.

A extrémité de prise en surface à encoches et cavité centrale pour renforcer la prise par flexion de l'aiguille (porte-aiguille de Doyen).

Il faut distinguer les *aiguilles mousses*, dont nous avons déjà parlé plus haut et qui sont surtout des passe-fils et les *aiguilles piquantes*. Nous ne parlerons ici que de ces dernières.

Ces aiguilles piquantes varient suivant leurs caractéristiques qui sont : le *manche*, la *courbure* de la partie aiguille proprement dite et surtout le *chas*.

Le manche de forme variable, n'a pas grande importance : il est le plus souvent plein, à arêtes ou arrondi, fenêtré ou non: on en a fait qui présentent, pour en assurer mieux la prise, à empreintes de l'empaumement et des doigts. Pour ce qui est de la courbure : on en distingue de *presque droites*, de *demi-courbes*, de *courbes complètement*.

C'est le chas où l'on enclot le fil qui constitue la caractéristique la plus différentielle. Il est à remarquer que les aiguilles à manche ont leur chas à l'extrêmité piquante, alors que le chas des aiguilles isolées est à leur base.

Aiguilles à manche fixe.

Aiguille à manche et à chas fermé. — Le meilleur type est *l'aiguille de Doyen* dont le manche est plein, la courbure d'aiguille plate sur le fil et d'incurvation variable, et le chas à l'extrêmité piquante ovalaire. Cette aiguille est d'un maniement merveilleux, mais elle exige une grande habitude de précision pour enfiler le fil. On peut rapprocher de cette aiguille, *l'aiguille à périnéorrhapie d'Emmet.* Il faut citer aussi la *forte aiguille à paroi abdominale de Pauchet, celle de Segond,* dont elle dérive, et l'aiguille de suture osseuse *pour le cerclage de la rotule de Lucas-Championnière.*

Aiguille à manche et à chas ouvert ou à encoche. — Parmi, je citerai *l'aiguille à encoche de Segond* où une petite encoche se trouve à la face ventrale de l'aiguille, dirigée de telle façon que lorsqu'elle est remplie par le fil à suture, elle peut se retirer sans arrêt, sans harponnage, par un glissement assez facile.

Aiguilles à manche et à chas. — Il existe des aiguilles à chas mobile où l'ouverture latérale du chas se fait par un petit volet mobile qui se rabat sitôt que le fil est introduit.

Mais le prototype de ces aiguilles est *l'aiguille de Reverdin* qui repose sur le principe de la fermeture du chas à distance par une lame flexible se mouvant dans une glissière et grâce à une poussette.

Il existe des modèles d'aiguilles de Reverdin de toutes dimensions, de droites, de courbes, de demi-courbes : il y a la *petite aiguille pour sutures intestinales,* il y a la *grande aiguille de Thiéry* pour hystérectomie, la *grande aiguille d'Auvray* pour les sutures du foie.

Il existe enfin des *aiguilles coudées,* basées sur la fermeture du chas par une lame flexible dirigée dans une glissière, et qu'on appelle *aiguilles à pédale.* Ces aiguilles articulées, comme *celle de Chaput,* celle de J.-L. *Faure* pour péritonisation, reposent, comme les précédentes, sur le même principe original de la glissière de Reverdin.

B. — Instruments des actions adjuvantes de la Coaptation

1° Instruments de Stabilisation.

J'appelle *stabilisation* l'ensemble des moyens instrumentaux utilisés pour maintenir écartées les cavités des organes à ouverture naturelle ou artificielle, pendant l'acte opératoire, afin d'en faciliter les actes essentiels en voyant bien la région opératoire. La stabilisation, c'est tout l'écartement : elle permet d'agrandir le champ de la vision et de l'action sans agrandir outre mesure l'ouverture naturelle ou artificielle et en obtenant tout ce qu'on peut de la béance.

Instruments d'écartement des cavités à ouverture naturelle.

Ce sont, en général, des instruments simples à manche avec une partie rétrécie au col et une partie évasée, aplatie ou incurvée qui est la partie vraiment différentielle, partie valvaire. La plupart de ces instruments sont coudés, c'est-à-dire que le manche fait avec la partie valvaire un angle droit le plus souvent. Les dimensions de ces valves sont éminemment variables suivant les organes auxquels elles s'appliquent. Je ne puis les citer toutes, mais en voici des exemples :

A. Valves.

Valves faciales.

Valves palpébrales. — Par exemple : les *releveurs à manche de Canuset* pour les paupières, et dont la partie valvaire est demi-courbe.

Valves buccales. — Les *abaisse-langue* pour opérer, comme pour procéder aux examens sont extrêmement variés.

Les *valves des joues* ou *valves jugales,* qui épousent la commissure des lèvres et repoussent la joue en dehors, en montrant bien le sillon gingivo-buccal. Il en existe dont le manche, au lieu d'être plein et d'avoir la forme habituelle, est constitué par un simple anneau.

L

A. Valves.

Valves intestinales. — Ces valves ne peuvent naturellement concerner que la partie terminale de l'intestin à son ouverture anale. Ce sont les *valves ano-rectales*, à extrémité conique et mousse, à valve incurvée et qui découvrent très bien la partie ano-rectale à opérer, dans le cas d'hémorrhoïdes, par exemple.

Valves génitales. — Ce sont presque uniquement des *valves vaginales*, dont il existe une extrême variété : *valves de Péan*, valves plates unicoudées à angle droit ou bicoudées pour hystérectomie vaginale; *valves de Doyen*, à courbures longitudinales et transversales : ce sont les mieux calculées pour l'adaptation au vagin; *valve de Pozzi* à angle mousse pour épouser le contour des grandes lèvres; *valves de Segond*, à valve courte et large pour hystérectomie, à valve en S pour la myomectomie vaginale; *valve de Martin*, valve en cœur où la racine de la valve plus élargie écarte bien la partie périnéale de la vulve; *valve de Laruy*, originale, coudée sur le côté et à manche disposé de façon à obtenir un écartement par pesée manuelle et non par traction, utile surtout pour des pansements vaginaux, sans avoir à mobiliser la malade. Il faut citer également les *valves à poids*, en particulier celles d'*Amard*, l'excellente valve de *Jayle*, et enfin mon *vaginostat*.

B. Spéculums.

Ce qui les caractérise, c'est que ce sont des instruments sans manche, le plus souvent, articulés et à valve, quelquefois cylindriques, avec ou sans mandrin et d'une **seule** pièce. Les spéculums articulés ont une articulation soit à vis, soit à crémaillère, soit à la Collin.

Spéculums cylindriques ou cylindro-coniques.

- *Spéculums faciaux.* — Ex. : l'*otoscope* à pavillon fortement évasé.
- *S. du tube digestif.* — Ex. : l'*œsophagoscope* et le *rectoscope*.
- *Spéculums urinaires.* — Ex. : l'*urétroscope* (à vision directe de Luys) et les *cystoscopes* (Leguen, Marion, Luys, Cathelin, Pasteau, Nogués, etc.).
- *Spéculums génitaux.* — Ex : *spéculum cylindrique de Fergusson* avec paroi interne très brillante; *spéculum en buis*, contre le rayonnement de la chaleur. Ces spéculums tendent à disparaître.

Spéculums à valves ou articulés.

- *Spéculums faciaux.* — Ex. : *nasicope*, *otoscope*.
- *Spéculums intestinaux.* — Ex. : *spéculums ani* : celui de Trélat, celui de Nicaise qui servent surtout à la dilatation de l'anus.
- *Spéculums génitaux.* — Bivalves : de *Cusco*, de *Collin*, de *Jayle*, etc. Trivalves : Quadrivalve : celui de *Dartigues*, en pliant, fabriqué par Collin (voir plus loin à l'iconographie). Il existe un petit spéculum intra-utérin de *Collin*.

C. Écarteurs.

Valves, spéculums sont des écarteurs, mais, dans l'ensemble, il semble qu'on doive réserver l'appellation d'*écarteurs* à des instruments composés de valves très variées supportées par deux branches qui s'écartent soit par l'action du ressort, soit sur une glissière et par coincement, soit sur une crémaillère; le propre des écarteurs est, une fois mis en place, d'être autostatiques.

Écarteurs faciaux.

- yeux : *Blépharostats* (ceux de Katz, de Panas, de Terson, etc.).
- bouche : *Ouvre-bouches* (ceux de Trélat, Heister, Vacher, Doyen, etc.).

Écarteurs génitaux. — *Colpostat* ou écarteur vaginal à valves latérales de Dartigues, à ressort et à crémaillère.

Instruments d'écartement des plaies et des cavités d'ouverture artificielle par section chirurgicale.

Les plaies en général que l'on crée artificiellement et qui intéressent les parties molles, peau, aponévroses, muscles, interstices musculaires, se pratiquent généralement sur le cou, les membres pour des évacuations de collections, l'extirpation de tumeurs, la ligature d'artères, etc., toutes interventions qui nécessitent à un certain moment la béance de la région opératoire. Dans beaucoup d'autres cas, la plaie est créée pour avoir accès dans les cavités de la tête, du thorax, de l'abdomen, ou dans les réservoirs qui sont dans ces cavités; ex. : la vessie dans la cystostomie (bien que cet organe soit extra-péritonéal).

Ecarteurs non autostatiques. l'appui se faisant sur le bord de la plaie et la traction par la main de l'opérateur ou de l'aide.

- En lames d'acier aplaties; exemple : *petits écarteurs de Farabeuf.*
- A manche et à valves en crochet; exemple : *écarteurs d'Ollier.*
- A manche et à valves ourlées; exemple : *rétracteurs de Tuffier, d'Albarran,* pour le rein; *valve de Pollosson,* pour le Wertheim; *valve sus-pubienne de Doyen, rétracteur de Desjardins,* pour chirurgie biliaire, *valve de Proust* pour la prostatectomie.
- En fils d'acier retournés, faisant valves; exemple : *écarteurs de Terrier, de Hartman.*

Ecarteurs autostatiques. l'appui se faisant sur les bords de la plaie et la traction excentrique sur le dispositif de l'instrument lui-même, de telle façon, qu'étant placés, l'action de l'aide est inutile.

Pour plaies et petites cavités.
Ecarteurs autostatiques à ressort et râteaux de Dartigues; Ecarteur périnéal à râteaux d'Albarran; Ecarteur de Lemaire (de Dunkerque), *d'Abadie* (d'Oran), de *Roux* (de Lausanne), de *Chauvel* (de Brest), etc., etc.

Pour grandes cavités.

Cavité thoracique.
Ecarteurs intercostaux, soit à crémaillère, soit à glissière. Ils sont jusqu'ici basés sur le système de Vacher.
Exemple : *écarteur intercostal de Tuffier à crémaillère; écarteur intercostal de Dartigues à glissière ovale et à anneau.*

Cavité abdominale.
Ce sont des écarteurs qui servent surtout en chirurgie abdominale générale, gastro-intestinale, gynécologique et urologique.
Il faut distinguer ceux qui écartent par des valves qui prennent point d'appui, non seulement sur les bords de la plaie opératoire, mais sur des points d'appui extérieurs : soit sur le malade, soit sur la table d'opération, et ceux dont les valves écartent en trouvant leur point d'appui non seulement sur la plaie, mais sur les branches qui les supportent : ces derniers méritent seuls d'être appelés *autostatiques.*
Il faut citer les écarteurs abdominaux simples qui sont bivalves (à valves fenêtrées ou non) ex. : *l'écarteur de Gosset* à glissière, système Vacher; le *laparostat de Dartigues;* les *écarteurs de Ricard, Marcille, Delagénière;* la *valve de Doyen* à point d'appui sur une fourche fémorale; *l'écarteur de Jonnesco,* à point d'appui sur les lombes et les fesses; par plaque, *l'écarteur universel de Burty;* le *laparostat porte-valve de Dartigues.*
Au groupe, il faut joindre : le *cadre porte-valve de J.-L. Faure et Coryllos* pour maintenir l'intestin; *l'enterostat à valve en cœur promontarienne de Dartigues,* pour le même usage; *l'écarteur vésical à valve intra-vésicale de Legueu,* etc.

2° Instruments de Préhension.

Ce sont des instruments que nous avons déjà vus à l'énumération des instruments complémentaires qui servent à pratiquer l'exérèse opératoire anatomo-pathologique. Nous n'y reviendrions pas, faisant ressortir seulement qu'il s'agit d'instruments ayant pour but d'aider à la partie édificatrice de l'opération, d'instruments qui servent à soutenir momentanément les tissus souples ou durs pendant qu'on agit sur eux; il s'agit donc d'instruments de préhension par pinçage simple, non traumatisants comme les pinces à disséquer en ressort et les pinces articulées, à crémaillère de fixation et à mors variables suivant les organes auxquels ils s'appliquent, et aussi les daviers osseux qui maintiennent les fragments pendant le ligaturage, le vissage, le clouage, etc.

3° Instruments de Protection.

Ces instruments servent à protéger la plaie opératoire ou les organes profonds dont la blessure serait dangereuse. Ce ne sont pas, si je puis ainsi dire, des instruments d'action, mais ils sont des auxiliaires utiles.

On peut se rendre compte de leur ensemble dans le petit tableau suivant :

Les conducteurs
Qui sont, d'une façon générale des instruments destinés à guider des instruments qui pourraient être offensants pour les parties sous-jacentes, par leur tranchant ou leurs aspérités.
Comme exemples, il faut citer, tout d'abord, les *sondes cannelées,* qui sont demeurées surtout des instruments de sondage et d'exploration et qui, autrefois, servaient beaucoup à guider le bistouri dans les parties profondes, les *décolle dure-mère,* celui de de Martel, le *conducteur de Marion* pour urétrotomie, etc.

Les pinces fixatrices. — On a reconnu l'importance de la protection des bords des plaies si facilement infectables au cours des interventions, en particulier, abdominales; aussi a-t-on le soin de les border très étroitement de linges qui s'ourlent le long des tranches où on les fixe au moyen de pinces parmi lesquelles il faut citer au premier rang les *pinces en ressort de Doyen*, puis les petites pinces articulées et à crémaillère de *Houzel*, de *Jayle*, etc.

Les écarteurs. — Bien des écarteurs que nous avons cités plus haut, en dehors de leur rôle d'élargissement des plaies pour aborder les cavités profondes, sont aussi des instruments de protection, ex : les laparostats, etc.

Les lames protectrices. — Certains instruments, par une partie métallique étalée, servant de bouclier, protègent pendant l'acte opératoire, les organes profonds. Parmi eux, il faut, tout d'abord, indiquer : la *pince de Desmarres*, utilisée en ophtalmologie pour protéger l'œil.

Aujourd'hui, pour protéger l'intestin tend nt à faire saillie à travers certains ventres difficiles à refermer, et pour les protéger de la piqûre de l'aiguille ou de l'embrochage, on utilise volontiers les lames protectrices, sous forme d'*éventail métallique*, de *spatule protectrice* (Reverdin), de *semelle*, d'*empeigne* (Péraire).

4° Instruments Complémentaires.

Pour ne pas surcharger et augmenter les subdivisions encore bien difficiles à délimiter, je ferai rentrer en bloc dans ce groupe un peu élastique les instruments suivants :

A. Instruments pour la stase temporaire. — La compression temporaire peut s'utiliser pour tous les organes tubulaires dont il faut interrompre momentanément le cours, par exemple, la compression des vaisseaux en chirurgie vasculaire; mais c'est surtout en chirurgie gastro-intestinale que cette compression intestinale est utilisée.

Comme exemples : avant tout, les *pinces droites et courbes de Doyen à mors flexibles*, la grande *pince gastrique de Témoin*, le *compresseur gastrique de Gossel*, les *pinces jumelées de Témoin*, *d'Abadie* (d'Oran), pour faciliter les sutures dans les anastomoses, les *pinces à refoulement et à rouleaux de Lœwy*, pour l'appendice, de *Dartigues*, pour l'intestin.

B. Pour l'exploration par sondage. — Ces instruments sont des *stylets*, *sondes cannelées*, des *cathéters*, des *explorateurs*, comme celui de Guyon pour les calculs de la vessie. Il en est qui ont parmi eux un caractère plus particulièrement mensurateur en même temps, comme l'*hystéromètre*, le *fistulomètre* (Dartigues), le *mensurateur de la prostate* (Cathelin), etc.

C. Pour la dilatation suivie ou non d'intromission. — La dilatation peut être à elle seule thérapeutique pour simplement agrandir un trajet rétréci, mais aussi pour permettre l'introduction d'autres instruments pour voir (cystoscope, par exemple) ou pour *opérer* (curettage, cautérisation, attouchements, etc.).

- *Dilatateurs en tiges calibrées ou bougies.* — Exemple : pour les canaux lacrymaux : sylet de Weber, d'Anel, de Bowman. Pour l'urètre : béniqués. Pour l'utérus : bougies de Hegar.
- *Dilatateurs en boules calibrées progressivement.* — Pour l'œsophage, pour l'intestin (de Raymond Petit).
- *Dilatateurs articulés par action du levier.* — Dilatateurs de l'urètre, type Kohlmann. Dilatateurs de l'utérus : Ellinger, Collin, Siredey, Doléris, Sims, etc. Dilatateurs du rectum : Nicaise, Trélat.

À ce chapitre, on peut citer, en bloc, toutes les *pinces porte-objet*, pour tampons, éponges, compresses, lanières de gaze, laminaires, crayons, drains, etc.

D. Pour le retrait ou le recueillement des liquides. — Je citerai seulement, pour mémoire : l'aspirateur vésical de Thomson, celui de Guyon; les aspirateurs électriques, les séparateurs vésicaux de Cathlin et de Lœwy, etc.

E. Pour l'introduction de liquides par irrigation, injection, instillation. — Il faut citer les *sondes intra-utérines*, ou cylindriques courbes, ou à 2 et 3 et 4 branches (Bozeman Fritch, Azevedo, Janet, Jayle, Doléris, Reverdin, Segond, Lepage, etc.). Puis toutes les *seringues à piston* avec embout central et latéral, et canules ou aiguilles diverses adaptées pour injections médicamenteuses, stérilisatrices, modificatrices, pour transfusion sanguine même, etc.

APPAREILLAGE.

Je ne veux pas terminer ce long chapitre de classification de morphologie instrumentale dans lequel j'ai essayé d'établir, tout au moins à titre provisoire, des cadres où on peut faire rentrer des instruments de forme et d'application si diverses qui constituent l'*outillage chirurgical*, sans dire quelques mots des appareils si nombreux et si variés également sans lesquels on ne peut réaliser la chirurgie dans son effort de perfection et qui constituent ce qu'on peut appeler l'*appareillage chirurgical*.

L'*outillage* comprend tout ce qui est manié par le chirurgien lui-même au cours de ses opérations et qui nécessite de sa part une action directe; *l'appareillage* est tout ce qui sert à aider cette action extérieurement à lui. J'éliminerai l'énorme arsenal chirurgical comprenant tout ce qui sert à la stérilisation, à la prothèse et à l'orthopédie pour ne parler que de *l'appareillage chirurgical* qui vise : *l'anesthésie, l'éclairage,* la *position opératoire.*

Pour ne parler que de *l'anesthésie générale,* il faut constater qu'elle se fait de plus en plus mécaniquement, c'est-à-dire mathématiquement mesurable, et, qu'il s'agisse de chloroforme, d'éther, de protoxyde d'azote ou de mélanges, elle se pratique au moyen d'appareils ingénieux qui permettent avec le minimum de danger de faire un dosage précis (appareils de Ricard (de Paris), Gauthier (de Luxeuil), Ombrédanne, Dupuy de Frenelle (de Paris), Pellet (d'Epernay), de Chassain (Paris), etc. etc.

L'*éclairage* tend justement à prendre une importance de plus en plus grande, et non pas seulement pour opérer la nuit, d'urgence, mais pour se substituer au jour. L'éclairage chirurgical artificiel va imposer sa supériorité et il est en train de faire en chirurgie une révolution aussi importante que celle de la pince hémostatique, les écarteurs autostatiques, les gants stérilisés, etc., puisqu'il bouleverse déjà complètement, en la simplifiant, la conception de la salle d'opération moderne. Dans l'éclairage chirurgical, il faut noter : l'éclairage attenant à la salle d'opération comme celui qu'on obtient par le *scialitique* qui supprime les ombres et, en particulier, celle, si gênante que pourrait se faire l'opérateur lui-même, et l'éclairage mobile qui se meut avec le chirurgien, qui porte la lumière sur le front (miroir de Clar, connu depuis longtemps, phare frontal ou photophore, utilisé tout récemment), ou qui porte la lumière par des valves éclairantes (dont on a fait déjà depuis longtemps usage en chirurgie vaginale, et que de Martel essaie d'introduire en chirurgie abdominale).

Par *position opératoire,* j'entends tout ce qui touche à la position et au maintien du malade pendant l'intervention, c'est-à-dire les tables diverses et innombrables qui tendent à se réduire à certains types et à se simplifier pour assurer tout d'abord l'élévation ou l'abaissement du plan opératoire, et, en dehors de l'horizontalité ordinaire, les positions déclives, proclives, latérodéclives, avec instruments accessoires parfois par la mise en relief du foie et du rein, par exemple. La position assise de l'opéré était déjà connue et utilisée pour nombre d'opérations sur la bouche en dehors de la dentisterie, elle gagne actuellement du terrain, puisque de Martel la vulgarise pour la chirurgie crânienne, et que d'autres chirurgiens, dont je suis, l'utilisent pour la chirurgie thoracique, en particulier, pour les pleurésies purulentes, les kystes hydatiques du poumon, etc. (Petit de la Villéon).

Comme on peut le voir, *l'appareillage chirurgical* est une section très considérable de l'arsenal formidable utilisé par la chirurgie moderne; il méritait d'y être fait allusion dans ses grandes lignes pour montrer tout l'appoint extraordinaire qu'il apporte au maniement plus aisé, plus réglé de l'*outillage chirurgical* que l'opérateur a à mettre en œuvre au courant de ses opérations et qui demande de sa part une connaissance assez approfondie de ses mécanismes et un entraînement rationnel pour arriver au maximum de rendement rapide, précis et sûr.

BASES SYNTHÉTIQUES

SUR LESQUELLES DOIT S'APPUYER LE PROGRÈS
DE L'INSTRUMENTATION

J'ai passé jusqu'ici en revue quelques idées générales sur la philosophie de l'instrumentation, j'ai décomposé l'opération chirurgicale en général dans ses principales actions, j'ai montré ce qu'elle mettait en œuvre comme instruments pour les accomplir et ce qu'elle exigeait du mouvement de la part de l'opérateur, j'ai tenté un essai de classification générale, je veux maintenant montrer dans la mesure du possible les bases synthétiques sur lesquelles cette instrumentation aura tendance à s'appuyer pour se perfectionner ou progresser.

Ces bases sont: *anatomiques* et *physiologiques*, c'est-à-dire concernant l'homme lui même: opéré et opérateur; et *morphologiques* et *mécaniques*, c'est-à-dire concernant l'instrument lui-même: dans sa forme et dans sa fonction ou son mécanisme.

I. — BASES SYNTHÉTIQUES ANATOMIQUES.

Je n'en dirai que quelques mots. Vue en dehors du côté biologique pur, on peut dire que, pratiquement, l'anatomie humaine est immuable: elle a été, est et sera sans modifications importantes si ce n'est au point de vue myologique volumétrique, force d'attaches et puissance motrice, résultant d'un changement de conception de la vie sous le rapport social esthétique et athlétique qui s'accentuera et se réalisera de plus en plus. Mais la science anatomique, elle, n'est pas immuable; malgré les apparences, elle progresse, et son progrès se fait dans le sens de la précision la plus grande, de l'intelligence plus claire des rapports, de l'importance des groupements topographiques, et de la vision de plus en plus logique de son exposition didactique. L'étude consommée de l'anatomie dans les temps récents a permis ces résultats pratiques de mieux connaître: 1° toutes les voies d'abord ou *d'accès* des organes ou des régions, 2° la forme et *les rapports des organes* que le chirurgien a à saisir ou circonscrire, 3° *la distribution nutritive sanguine*, c'est-à-dire la répartition départementale de l'irrigation artérielle dont les notions exactes permettent les techniques rationnelles, précises et jalonnées. C'est ainsi que le progrès de l'anatomie rejette de plus en plus la part du hasard et de l'inconnu dans la marche chirurgicale de l'intervention et fait que les techniques deviennent moins massives, de plus en plus clarifiées et, si les processus pathologiques ont bouleversé une région, au point de la rendre méconnaissable de prime abord, il n'en est pas moins vrai que demeure sous leurs bouleversements et leurs métamorphoses morbides, une anatomie sous-jacente normale essentielle que le chirurgien devra s'efforcer de retrouver toujours, car c'est elle, toujours, qui, au milieu du désordre, permettra de se retrouver; les clefs d'une opération sont presque constamment les mêmes: il s'agit de les posséder ou de ne pas les égarer.

Un fait indéniable, c'est que l'action chirurgicale est aujourd'hui beaucoup plus sûre qu'autrefois, non seulement du fait des méthodes aseptiques, mais aussi du fait de la connaissance de l'anatomie au point de vue réalité: les instruments savent mieux qu'autrefois où ils vont, beaucoup d'organes affreusement redoutés ne le sont plus parce qu'on connaît mieux les chemins à frayer. On peut dire que si le progrès de l'anatomie utilitaire a abouti à des techniques plus simplifiées, et plus sûres, il a entraîné une confection instrumentale adéquate, de telle sorte que celle-ci s'est allégée des instruments inventés par la crainte de blesser en ne voyant pas (certains sondes, trocarts spéciaux, bistouris boutonnés, etc...). Il n'est pas paradoxal de dire, en définitive, que c'est elle, l'anatomie, qui réclame et indique des *formes* adéquates de la part de l'instrumentation. Il est bien naturel en somme que la *morphologie anatomique* suscite une *morphologie instrumentale*, soit pour se faire jour, soit pour conserver l'avantage du chemin acquis, soit enfin pour exécuter les actes principaux de l'opération: exérèse, anatomo-pathologique ou réfection anatomo-physiologique.

II. BASES SYNTHÉTIQUES PHYSIOLOGIQUES.

On peut dire que si le chirurgien possède véritablement la connaissance de la structure anatomique, longuement étudiée sur des planches artistiques, des schémas, des préparations et sur le cadavre attentivement disséqué, il est vraiment, de par la pratique en plus, professionnelle et quotidienne de la chirurgie, l'anatomiste le plus complet, celui qui se rapproche de la norme parce que, seul, il connaît l'*anatomie vivante*, celle qui saigne, l'anatomie pour ainsi dire en fonction sous la force qui domine tout, pénètre partout dans l'organisme: la circulation sanguine. En vérité, sans exagérer littéralement, on peut bien dire que l'opérateur chemine à travers les tissus et les organes en côtoyant un torrent toujours prêt à déborder: c'est ce qui fait, comme je l'ai déjà dit plus haut, la grande difficulté matérielle de la chirurgie. La connaissance de l'anatomie implique pour le chirurgien la connaissance parallèle de la physiologie de l'organisme sur lequel il agit, pour son rétablissement ou pour un fonctionnement meilleur. Il ne faut pas oublier, en définitive, que si l'anatomie est la matière vivante sur laquelle il œuvre, que si l'instrumentation constitue les moyens de l'action, le *but de la chirurgie est physiologique*. La notion de l'importance physiologique des organes incitera le chirurgien à ne faire que les sacrifices proportionnels. La chirurgie sort de plus en plus de son simplicisme initial, de guérir en supprimant des organes: elle devient à tendance conservatrice à mesure qu'elle comprend, qu'elle apprend l'importance de fonctions jusqu'ici ignorées. Cette tendance conservatrice, à elle seule, a été l'occasion de créer des instruments nouveaux et le sera de plus en plus. Tout ce qui permettra de mieux voir, de moins blesser irréparablement, de mieux réparer servira à cette conservation.

Dans l'instrumentation à créer ou perfectionner, il faut donc tenir compte des conditions physiologiques de l'organisme sur lequel on agit et, pour n'en citer que quelques-unes, je ferai allusion en passant, aux diverses pressions de liquides circulant: pression du sang, pression du liquide céphalo-rachidien, aux diverses expansions viscérales: expansions du cœur, du poumon, du cerveau, aux diverses secrétions et à leur écoulement qu'il ne faut interrompre qu'au minimum. Néanmoins, de nouvelles méthodes peuvent apporter des modifications imprévues : ainsi dans quelques rares cas, la compression peut amener la suspension de la circulation sanguine d'un vaste territoire, comme dans le procédé de Momburg, entraînant l'application d'un moins grand nombre de pinces hémostatiques placées souvent au hasard, dans l'angoisse, alors qu'on est submergé ou qu'on ne voit plus rien; ainsi encore, la ligature d'un tronc important de commande artérielle procurera comme dans l'hystératomie abdominale élargie, une opération plus étanche avec application de moins d'instruments d'hémostase; et, meilleur exemple, je pense, l'apport de l'anesthésie rachidienne nous a donné la surprise, en chirurgie abdomino-pelvienne, de la paralysie pariéto-abdominale et de la paralysie intestinale qui nous délivre dans bien des cas des inconvénients de la poussée intestinale qui avait incité à créer quelques instruments destinés à la combattre et qu'on n'aura pas le plus souvent, besoin d'utiliser.

Donc, dans les conditions physiologiques de l'organisme, des découvertes peuvent apporter des bouleversements tels, qu'elles peuvent à la fois entraîner à la création de nouveaux instruments et à la suppression de certains autres, ce qui est mieux, car tout ce qui diminue de nombre ou se simplifie est un progrès en chirurgie.

Enfin, malgré l'inattendu, on ne trouvera pas trop étrange que j'ajoute que si le chirurgien doit connaître l'anatomie de son semblable, l'opéré, il connait par conséquent la sienne et y peut puiser la notion de ce qu'il doit de perfectionnement de son propre organisme pour le maximum de ce qu'il pourra en faveur de la vie et de la santé de son patient. Comme il faut s'en convaincre, il faut donc aussi tenir compte des conditions physiologiques de l'organisme qui agit, c'est-à-dire celui du chirurgien qui doit viser à la précision, à la rapidité, à la force, à l'endurance, à l'énergie, en réglant heureusement par une culture physique appropriée autant qu'intellectuelle, son influx nerveux, son flux circulatoire, sa mobilité articulaire et sa puissance musculaire.

III. — BASES SYNTHÉTIQUES MORPHOLOGIQUES.

J'entends ici, l'étude synthétique des formes diverses des instruments suivant leur appropriation, l'étude de ce que je peux appeler, pour concrétiser: *la morphologie instrumentale*. Nous verrons ensuite les bases mécaniques essentielles. En fait d'instruments, l'ensemble de leurs formes, dans leurs diversités et leurs similitudes, c'est en somme *leur anatomie*, et l'ensemble de leurs mécanismes, c'est *leur physiologie*: la comparaison me semble pouvoir être soutenue puisque, sous le rapport chirurgical, il y a un lien étroit entre l'organisme et l'instrumentation destinée à agir sur lui, et que l'anatomie et la physiologie humaines commandent, sous le rapport de la création et de l'action, cet e *morphologie* et cette *mécanique instrumentales*. Que peut-on distinguer d'essentiel dans cette morphologie instrumentale et quelles sont les *formes originelles* suivant la destinée de leur action? L'étude de l'opération en général sous ses deux principales divisions et sous les appellations d'*Exérèse anatomo-pathologique* et de *Réfection anatomo-physiologique*, nous en aura facilité la synthèse.

A. — Instruments d'Exérèse

Comme nous l'avons vu, l'Exérèse comprend, instrumentalement, tout ce qui sépare, divise, avec aussi tout ce qui aide à saisir pour couper, aussi ai-je donné à cette première partie de l'opération le nom de *Section* ou *Tomie*. En définitive, la partie exérétique de l'opération exige des instruments primordiaux, sectionneurs (par tranchage, sciage, cautérisation) et des instruments secondaires auxiliaires, préhenseurs (par pinçage, accrochage, vissage, leviage) auxquels on peut joindre quelques instruments commeceux qui réalisent l'écrasement et le broiement (par tripsie).

La Section ou Tomie se fait par trois modes très différents : 1° au moyen de lames ou de fils tranchants (par fil j'entends la partie linéaire libre amincie au suprême degré, de la partie tranchante), 2° au moyen de lames ou de fils sciants, 3° au moyen de lames ou de fils cautérisants.

Lames et fils tranchants

Elles font partie de deux sortes d'instruments bien différents: les couteaux et les ciseaux.

Les couteaux:

On peut définir le couteau: tout instrument ayant une partie active tranchante à l'extrémité d'une autre partie pour la prise formant manche ou faisant fonction de manche. Le couteau est donc un instrument unilamellaire, non articulé (je veux dire par là que la partie tranchante et la partie prenante forment bloc quand elles sont fixées l'une par rapport à l'autre au moment de l'usage). De telle sorte que pour moi: les ciseaux à froid, les gouges, les curettes et même les trocarts et tubes tranchants, sont des couteaux au même titre que les bistouris et les couteaux ordinaires d'amputation ou résection.

Dans un couteau il faut distinguer: sa partie agissante, effective, lame ou fil tranchant, sa partie prenante, je veux dire la partie qui sert à la prise manuelle, et enfin sa partie unissante, celle qui est intermédiaire à la lame et à la poignée.

La *partie agissante, effective, tranchante* des couteaux affecte les trois formes suivantes: forme en lame, forme en cuiller, forme en tube.

La *forme en lame* est très variable suivant la courbure, la situation du fil tranchant, les caractères de la pointe, l'épaisseur de la lame, ses dimensions. La situation du fil tranchant est longitudinale ou transversale.

Dans les couteaux proprement dits et bistouris, le fil tranchant est unilatéral ou bilatérale (couteaux unitranchants, le plus grand nombre, et couteaux bitranchants gladiaires ou lancéolaires comme celui de Segond pour les myomectomies), le fil est droit ou presque, ou convexe (bistouris droits, bistouris convexes), la lame est rectiligne dans son entier ou incurvée sur le plat (bistouris ordinaires ou bistouris courbes sur le plat comme celui de Péan pour l'hystérectomie vaginale), la pointe est aiguë dans l'axe (bistouri ordinaire) ou pointue et reportée en avant (quelques couteaux à résection), ou bitranchante quelquefois (comme dans un bistouri que j'ai représentée à l'iconographie), l'épaisseur de la lame est variable, le plus souvent triangulaire sur la coupe avec dos plus ou moins fort, quelquefois absolument plate comme dans mon bistouri à lames interchangeables où celles-ci sont faites avec de la tôle d'acier de Scheffield. Pour ce qui est des dimensions des lames elles sont très différentes suivant l'usage auquel elles sont appropriées et c'est ainsi qu'il y a les lames de la coutellerie chirurgicale générale, celle de la coutellerie spécialisée (couteaux gynécologiques, urologiques, ophtalmologiques, laryngo-rhino-pharyngologiques, etc.).

Une autre catégorie de couteaux, au lieu d'avoir le fil tranchant longitudinal et latéral, l'ont transversal, à la place de la pointe: ces sortes de couteaux sont ce qu'on appelle ordinairement les *ciseaux à froid*. Ces couteaux spéciaux servent surtout en chirurgie osseuse. Les *rugines* rentrent absolument dans la même catégorie morphologique. Le tranchant horizontal de ces dernières peut être incurvé, de telle sorte qu'on distingue des rugines droites et des rugines courbes. Il arrive aussi que les lames de ces couteaux sont enroulées longitudinalement sur le plat de façon que la lame soit disposée en gouttière: il s'agit alors des *gouges*. La différence entre le tranchant de la gouge et celui du ciseau à froid, c'est que s'il est transversal, rectiligne et à angles latéraux droits dans ce dernier, il est transversal, curviligne et sans angles ou à angles arrondis dans la gouge.

La *forme en cuiller* de la partie tranchante de certains couteaux est celle qui est réalisée dans la *curette* dont il existe des modèles si variés. La cuvette de ces cuillers diffère de forme et de dimensions: il en est de tout à fait circulaires (curettes osseuses) d'ovalaires, de triangulaires, de rectangulaires (curettes gynécologiques diverses), de fenêtrées même (quelques curettes gynécologiques) et même il en existe quelques-unes de fenêtrées qui, au lieu d'avoir leur tranchant périphérique, excentrique, l'ont au contraire en dedans, concentrique (les divers couteaux ou curettes à végétations adénoïdes).

La *forme en tube* de la partie tranchante n'empêche pas qu'il ne s'agisse, en somme, de couteaux évidemment assez spéciaux: le type le plus frappant est celui des tubes tranchants de Doyen pour la myomectomie par morcellement. Ces tubes tranchants à fil circulaire sont en définitive des couteaux qu'on pourrait appeler à emporte-pièce. Mais le fil tranchant n'est pas toujours circulaire à l'extrémité du cylindre, il est assez souvent elliptique, en biseau; il s'agit alors de trocarts ou d'aiguilles tubulaires. Les tubes tranchants, tels ceux de Doyen, sont utilisés pour diminuer le volume d'une tumeur solide, comme un fibrone, par morcellement; beaucoup de trocarts sont utilisés pour diminuer le volume d'une tumeur liquide, comme un kyste ovarique, par dégonflement ou évacuation.

Nous avons étudié les couteaux dans leur partie agissante, effective (lames tranchantes, cuillers tranchantes, tubes tranchants), voyons maintenant les caractéristiques de *la partie prenante, celle de la prise manuelle pour les manier*. La forme en est variée, mais d'une façon générale elle est faite de telle sorte qu'elle puisse être tenue ou à pleine main ou entre le pouce, l'index et le médius comme un porte-plume ou un archet. Le manche peut être plein, creux, fenêtré, arrondi, prismatique ou même présenter les empreintes du moulage de la paume et de la racine des doigts pour éviter le dérapement (Doyen, Cunéo, etc.), et avoir l'instrument mieux en main dans les cas de tranchage par percussion comme dans les ciseaux à froid. Il faut dire en passant que si le couteau se manie généralement avec une seule main, la sorte de couteau appelé ciseau se manie à deux mains: l'une d'elles tient à pleine poigne puis reste passive, la deuxième manie le marteau d'où vient la force transmise au tranchant par le manche. Il est à remarquer que si les fils tranchants (en lames, cuillers, tubes) varient infiniment de forme et de dimensions, les manches, de par leur caractère d'alliance étroite avec la main qui les saisit ont presque toujours la même longueur et le plus souvent le même volume, quelles que soient les différentes branches des spécialités chirurgicales. Le manche est beaucoup plus immuable et beaucoup moins polymorphe que le tranchant en coutellerie chirurgicale. Le manche n'est pas toujours dans le prolongement axial du couteau, bistouri, ciseau, rugine, gouge, il est quelquefois coudé, en truelle et même parfois latéralisé comme dans ma gouge-enclume à manche latéral.

Après la partie tranchante, la partie prenante, voyons quelques caractères de la *partie unissante ou partie intermédiaire*.

La plupart des couteaux ont leur lame soudée au manche au niveau d'une partie rétrécie en col: c'est une question de facilité de fabrication. Mais il existe des couteaux d'une seule pièce d'acier, lame, manche et col (ainsi: le bistouri en tranchet de cordonnier de Pauchet, mon bistouri à pointe bitranchante).

Le couteau forme bloc, un tout rigide, non articulé, c'est-à-dire un tout inamovible au moment où on l'utilise et c'est-là la caractéristique de l'instrument tranchant qu'on appelle couteau en général, comme on l'a vu dans la définition que j'en ai donnée. Cela ne veut pas dire que les lames ou les parties tranchantes ne puissent être séparées de leur manche, car suivant certaines idées, suivant certains besoins, la partie intermédiaire ou col du couteau peut s'articuler en se pliant, ou en s'emboîtant par frottement, ou en se vissant. Ce sont des détails très secondaires. Il vaut mieux en général que les couteaux soient d'une seule pièce, au point de vue de solidité, asepsie, etc. Cependant on me permettra de rappeler ici mon bistouri à lames interchangeables dont l'articulation est si spéciale et qui tient la lame rigide et immobile grâce à un manche porte-lame divisible et agissant par coincement.

Je terminerai ce chapitre des couteaux en rappelant certains couteaux bien spéciaux, mais qui ne sont pas si éloignés qu'on pourrait le croire au premier abord, du prototype, je veux parler de cette trouvaille de génie qu'est l'urétrotome de Maisonneuve, couteau en lame triangulaire agissant sur glissière, et de certains amygdalotomes qui fonctionnent sur glissière conductrice également.

Ciseaux :

On peut définir les ciseaux: tous instruments articulés ayant: 1° une partie tranchante bilamellaire (à l'inverse des couteaux qui sont unilamellaires), dont le fil coupant est tourné le plus souvent en dedans (à l'encontre des couteaux dont le fil coupant est le plus souvent tourné en dehors); 2° une partie prenante pour la prise formée de deux branches mobiles (branche mâle et branche femelle); 3° une articulation entre ces branches à l'endroit où la partie prenante se continue par la partie tranchante.

Tous ciseaux se composent donc essentiellement de deux pièces mobiles et ayant une action parce qu'elles agissent ensemble et l'une à l'encontre de l'autre par coincement.

En somme, le mot ciseaux doit être réservé à tous les instruments tranchants articulés à deux branches; de telle sorte que, pour moi, les cisailles, les pince-gouge et les instruments à emporte-pièce en général, sont des ciseaux au même titre que les ciseaux ordinaires.

Originellement, l'idée des ciseaux est certainement venue de qu'en aiguisant des couteaux l'un contre l'autre, et en les juxtaposant par croisement, les fils tranchants se faisant face, s'imposait à l'esprit la pensée d'une force coupante d'une puissance extraordinaire issue de deux tranchants opposés dont les forces opposées destinées à les faire agir, au lieu de se contredire, se totalisaient par le coincement.

La partie agissante, effective, tranchante des ciseaux du point de vue général, affecte les deux formes suivantes : forme en lame, forme en cuiller.

La forme en lame est très variable suivant la direction, les caractères de l'extrémité, l'épaisseur, les dimensions. La forme en lame est celle qui caractérise la plupart des ciseaux proprement dits. En général la forme d'une lame de ciseaux est triangulaire longitudinale dans son ensemble avec un côté bombé qui tout à coup près du fil tranchant, se termine en biseau, de telle sorte qu'une seule branche de ciseaux, isolée, à l'inverse du couteau ou bistouri est dans l'impossibilité presque de trancher un objet. Le côté plat de la lame des ciseaux est interne, le côté bombé ou en relief est externe; c'est par leur côté plat naturellement que les deux lames peuvent jouer l'une sur l'autre. Le caractère de la pointe des ciseaux est assez variable, c'est ainsi qu'il y a des ciseaux extrêmement pointus, d'autres mousses très arrondis, d'autres encore demi-mousses, d'autres enfin demi-pointus, une lame étant très aiguë, l'autre mousse. Ces caractères répondent à des besoins divers : l'extrémité pointue permet de se glisser sous des anses (de fil par exemple) ou de procéder à des sections extrêmement fines et délicates, l'extrémité arrondie sert surtout à sectionner sans risquer de blesser par la pointe, elle permet même dans certains cas, étant fermée, de s'en servir comme une spatule dans certains décollements ou certaines énucléations.

Quant à la direction de l'ensemble bilamellaire de la partie tranchante des ciseaux elle est assez diverse: à côté des *ciseaux droits* en prolongement direct des branches de prise, il y a les ciseaux *courbes*, à courbure plus ou moins accentuée sur le plat ou sur le bord (comme dans certains bistouris), il y a même des *ciseaux coudés* sur le plat ou sur le bord (comme dans certains bistouris).

Pour ce qui est des dimensions de la partie tranchante des ciseaux elle varie à l'infini suivant l'usage en vue de la chirurgie générale ou spécialisée (ciseaux gynécologiques, obstétricaux, urologiques, gastro-intestinaux, ophtalmologiques, rhino-laryngologiques, ciseaux pour chirurgie vasculaire ou chirurgie nerveuse, etc.).

Quelques ciseaux très spéciaux échappent en partie à la définition générale que j'ai donnée. Ainsi par exemple, les ciseaux de Laroyenne pour colpotomie, le méatotome de Guyon, sur deux branches agissantes, n'en ont qu'une tranchante et lamellaire, l'autre servant de gouttière et quelquefois même de trocart; la branche lamellaire a son tranchant tourné à l'extérieur au lieu de l'intérieur, de telle sorte que ces ciseaux si spéciaux n'agissent pas par coincement en fermant et serrant les branches, mais par écartement en ouvrant et en retirant les branches. L'usage de ces ciseaux est un peu archaïque et se perd justement; il a reposé sur le caractère timoré de la chirurgie à une certaine époque; un chirurgien digne de ce nom ne saurait faire une colpotomie qu'avec un bon bistouri ou une bonne paire de ciseaux. A y réfléchir un peu, on voit au fond de l'idée qui a présidé à la construction de ces ciseaux étranges, l'idée géniale de l'urétrotome de Maisonneuve et en somme quand Guyon faisait construire son méatotome, ou sa Laroyenne, son colpotome, ils utilisaient une idée mère qui ne venait pas d'eux. Quoiqu'il en soit, le principe de ces ciseaux-couteaux, bien que d'"application désuète, mérite d'être retenu peut-être pour d'autres instruments à venir.

La partie agissante, effective, des ciseaux qu'on appelle plus communément les cisailles se caractérise tout d'abord par la force et l'épaisseur des lames qui sont destinées le plus souvent à agir sur des parties dures, os ou cartillages, et par ce fait qui me paraît assez essentiel que, très souvent, l'une des lames est plus épaisse, moins large, peu tranchante ou même pas et ne joue qu'un rôle passif de résistance devant sa lame adverse qui est la partie vraiment active: on pourrait presque dire que, parfois, la cisaille est un levier à l'envers, la partie active, tranchante, prenant son point d'appui sur la forte branche non tranchante ou peu. Comme les ciseaux vulgaires, les lames des cisailles ont des directions variées: il en est de droites, de courbes, de demi-courbes, de coudées sur le bord ou sur le plat, de biseautées en creux, etc. Quelques cisailles sont plus spéciales encore, ce sont les costotomes: le plus connu est celui en bec de perroquet de Farabeuf mais dont l'idée, sinon l'application anatomique, était réalisée dans l'industrie d'acier; un autre plus original est celui de Doyen, dont la branche active est en couperet agissant dans la normale et la branche passive d'appui est, de plus, protectrice et sert de décolle-périoste.

La forme en cuiller, très variable d'ailleurs, est celle qui caractérise la partie agissante, tranchante de ces ciseaux particuliers qu'on appelle des pinces-gouges et des pinces à l'emporte-pièce. Les cuillers ou coquilles des pince-gouges sont de forme ou circulaire, demi-circulaire, ovalaire, il en existe même de carrées. Tantôt les deux coquilles ont leurs bords opposés tranchants tous les deux, tantôt une seule coquille est tranchante. Enfin ces cuillers sont pleines ou fenêtrées, la fenêtre existant d'un côté, quelquefois des deux; de plus, les cuillers sont dans le prolongement de l'axe de l'instrument, ou au contraire incurvées plus ou moins sur cet axe et même quelque fois complètement coudées en bec de rapace et extrêmement puissantes (voir ma pince-gouge à l'iconographie).

Les pince-gouges sont des instruments à l'emporte-pièce, mais on appelle plus spécialement pinces à l'emporte-pièce celles qui agissent par une partie arrondie, ovalaire ou carrée ou

LIX

rectangulaire même, qui pénètre dans la partie opposée fenêtrée en détachant par coincement une parcelle de forme et de dimensions semblables à celles de la branche fenêtrée. Pinces-gouges, pinces à l'emporte-pièce, servent surtout au morcellement, à la fragmentation et à la régularisation des coupes en chirurgie osseuse : il existe des pinces à emporte-pièce, sortes de ciseaux à os, qui permettent de couper les os plats comme dans la craniectomie; il existe des pinces-gouges à destination spéciale comme les pinces amygdalotomes, genre Ruault, ou pour prélever des fragments dans les examens biologiques comme la pince de J.-L. Faure.

La partie prenante, celle de la prise manuelle pour manier les ciseaux (ciseaux ordinaires, cisailles, pinces-gouges, pinces à l'emporte-pièce), à l'inverse de celle de la plupart des couteaux quels qu'ils soient et qui forme manche unique, se compose essentiellement de deux branches mobiles articulées faisant suite à la partie effective, tranchante.

Ces deux branches présentent deux types principaux: 1° le type en branches droites terminé par des anneaux circulaires, le plus souvent ovalaires et dont le maniement se fait par l'engagement du pouce dans un des anneaux, du médius dans l'autre anneau, tandis que le bord externe de l'index sert d'appui à la branche inférieure; l'ouverture des ciseaux se fait par un mouvement d'abduction du pouce et du médius qui appuient sur les anneaux par la face dorsale de ces doigts, la fermeture plus ou moins puissante se fait par un mouvement d'adduction de ces mêmes doigts, mais appuyant sur les anneaux par leur face pulpaire; les anneaux sont quelquefois dans l'axe médian des branches, le plus souvent dans l'axe médian, mais latéralement placés, en dedans quelquefois, en dehors dans la majorité des cas; quand l'anneau est en dehors, il détermine avec sa branche une encoche: Reverdin est arrivé à supprimer cette encoche, qui parfois accroche.

2° Le type en branches le plus souvent légèrement courbes, convexes en dehors, en forme aplatie, généralement maintenues écartées par une lame faisant ressort. Dans ce genre de branches qui caractérise la plupart des cisailles, des pinces-gouges et des pinces à l'emporte-pièce, l'instrument se manie, comme le couteau avec une seule main qui serre en s'appuyant fortement sur la face palmaire de la partie métacarpo-phalangienne des quatre derniers doigts et sur la masse musculaire de l'éminence thénar. Cette action qui est très puissante, on l'augmente notablement par l'apport de la force de la deuxième main qui vient serrer à bloc sur la première; ici, la poigne de l'opérateur peut se donner libre carrière et il y a des différences énormes entre les chirurgiens: pour certains, ce n'est qu'un jeu de couper.

De même que pour le couteau en général, les branches de prise et de maniement sont beaucoup plus immuables que la partie tranchante très polymorphe; en somme, depuis un temps immémorial on n'est pas sorti des deux types essentiels que je viens de décrire.

La partie unissante ou intermédiaire des ciseaux, alors que le couteau a une gorge, un col, est une articulation par simple croisement.

Quant aux dimensions de la partie prenante ou de maniement des ciseaux, elles sont beaucoup plus variables que dans les couteaux, et si les branches des ciseaux en général ont des dimensions moyennes un peu plus grandes que la largeur de la paume de la main, elles peuvent être beaucoup plus longues (telles celles des ciseaux d'obstétrique chirurgicale de Dubois et des ciseaux à hystérectomie vaginale de Péan et de Segond); il ne faut pas oublier que la force de section des ciseaux est en raison directe de la longueur des branches, absolument comme dans les leviers; les ciseaux ne sont-ils pas en quelque sorte des leviers articulés inversés, avec point d'appui à leur articulation et résultante au-delà de l'articulation à la partie tranchante qui s'appuie sur la partie à couper représentant la résistance.

Cette partie unissante est une articulation simple à pivot avec partie mâle et partie femelle; la partie mâle pouvant consister en une vis ou en un pivot, l'articulation étant pour ainsi dire inamovible si elle est à vis, ou amovible si la branche femelle joue sur le pivot, maintenue dans une mortaise supportée par la branche mâle d'où on peut l'extraire dans un maximum d'écartement comme dans la merveilleuse articulation collin.

Lames et fils sciants

Ils font partie d'instruments bien différents par leur forme, mais qui portent en eux le caractère essentiel de ce qu'on nomme la scie, c'est-à-dire d'une lame ou d'un fil qui sépare, divise, coupe en un mot, au moyen d'une succession de dents aiguës ou d'aspérités agissant par frottement ou râclement rapide. Ces lames ou fils sciants coupent en ligne droite, en ligne incurvée ou en ligne circulaire: en ligne incurvée au gré de l'opérateur, en ligne droite ou en ligne circulaire (couronne de trépan) d'une façon imposée d'avance au moment de l'application de l'instrument.

Les instruments sciants se rapportent à 4 types principaux: type en lame rigide, en fil rigide par sous-tension, en tige rigide, en chaîne flexible.

LX

1° *Type en lame rigide:*

Toutes les scies en lames ont le fil divisant, je veux dire par là la partie agissante analogue au fil tranchant des couteaux, disposé en dents. Et toutes ces lames dentées se ramènent à deux formes: la lame plate dentée, la lame en couronne dentée; il faut y ajouter cependant le groupement des petites lames semi-lunaires disposées verticalement autour d'un axe et qui constitue les fraises qui agissent aussi en somme, par râclage ou rodage.

Comme nous l'avons vu, les lames plates dentées, disposées en lattes longitudinales forment les scies ordinaires de toutes dimensions, soutenues par des cadres et des manches variés, mais en leur essence pareils. Elles se meuvent à la main le plus souvent et par un mouvement de va et vient avec pression.

Les lames plates dentées disposées en disques dentés constituent ce qu'on appelle les scies circulaires: elles agissent par rotation rapide sur leur axe et sont mues le plus souvent à l'électricité au moyen de flexibles : Albee, Dauriac, etc.), cependant, il en est qui se meuvent par un mécanisme à main (Cunéo, Rolland, etc.); la fin du flexible rigide constitue le manche avec lequel l'opérateur guide la scie. Il arrive quelquefois qu'on se serve de scies circulaires accouplées, jumellées, agissant parallèlement: ce qui est une économie de temps tout en ayant l'avantage de scier plus géométriquement.

Les lames en couronnes dentées, constituent ce qui est bien connu sous le nom de couronnes de trépan. Mais ici, la partie motrice et de prise est formée par les vilbrequins (Farabeuf, Doyen, Lambosse), et le mouvement, au lieu d'être un mouvement de va et vient, est un mouvement de rotation sur l'axe avec appui: cependant ce mouvement peut être exécuté par transmission électrique avec flexible (appareil de de Martel).

2° *Type en fil rigide:*

Ce qui caractérise cet instrument sciant, c'est le fil dont les aspérités agissantes sont déterminées par la torsade. Ces fils en torsade sont rendus rigides par la sous-tension sur un cadre comme dans la scie ordinaire: le mécanisme de la section est le même que pour la scie banale: va et vient avec pression.

3° *Type en tige rigide à torsade.*

La tige rodante est ici verticale et sectionne par giration en même temps qu'on effectue la poussée contre la partie à diviser: on peut conduire à volonté cette tige au fur et à mesure de son action et lui faire exécuter des sections courbes et circulaires. Le prototype de cet instrument est le trépanateur de de Martel mû par flexible avec ou sans électricité.

4° *Type en chaîne.*

La scie en chaîne composée de petits maillons dont chacun représente une scie minuscule à dents de souris est en somme une scie polyarticulée flexible, mobile et qui agit par mouvement de va et vient, mais par pression dans le sens de la traction vers soi, c'est-à-dire que la chaîne coupante, tenue par ses deux extrémités, a son point d'appui sur la partie à scier et que la force de section s'exerce en direction du plan frontal de l'opérateur; il arrive cependant quelquefois qu'on peut renverser le sens de la direction de cette force qui, au lieu d'être concentrique comme je viens de le dire, devient excentrique, c'est-à-dire s'exerce en s'éloignant du plan frontal de l'opérateur. On peut en effet, si le passage de la chaîne est permis, scier un os de dessous en dessus (comme on le fait le plus souvent avec cet instrument) et aussi de dessus en dessous. Il est facile de comprendre que la section par scie flexible n'entre en action que, comme tous les instruments de section, couteaux ou scies, dans la rigidité obtenue par la traction. Il est facile encore de se rendre compte que dans le maniement de la scie à chaîne, la partie active, agissante, effective, sectionnante a ici pour cadre sous-tenseur, au lieu du cadre métallique des scies habituelles, le cadre vivant formé par les membres supérieurs et le tronc de l'opérateur avec deux centres de mobilisation active aux angles supérieurs du tronc formés par les deux articulations scapulo-humérales. Il est facile enfin de constater que le sciage par chaîne polyarticulée a une plus grande puissance d'action quand le sciage se fait vers soi qu'extérieurement à soi, et cela pour une raison anatomo-physiologique évidente que, dans le mouvement de traction de la chaîne vers soi, les muscles fléchisseurs du bras et les muscles dorso-scapulaires ont plus de puissance et d'aisance, que les muscles extenseurs du bras, seuls ou presque seuls en cause alors, dans le mouvement de la chaîne extérieurement à soi : en un mot, le rapprochement est plus puissant et plus actif que le mouvement d'éloignement. Ces considérations, peut-être un peu longues, sur le maniement à chaîne, je ne regrette pas de m'y attarder parce qu'elle donnent un exemple extrêmement démonstratif de l'utilité de la culture physique du chirurgien pour une plus grande puissance, plus de rapidité, plus de précision et, au total, de rendement.

Comme on le voit, la cinétique des instruments sciants se réduit à une *pression* constante, continue et presque égale sur la résistance à vaincre (c'est-à-dire l'objet à scier). Cette pression

LXI

pour être agissante, se fait, ou bien dans un mouvement de va et vient (quelquefois de rotation sur axe par vilbrequin ou l'équivalent) par l'égratignage ou râclage ou rodage *dans le sens horizontal de frottement* (scies dentées ordinaires, scies en disques dentées, scies en couronnes dentées, scie à maillons dentés, scies en fil à torsade), ou bien dans un mouvement de giration sur axe *dans le sens vertical de frottement* (tiges rigides à torsade poussées sur l'obstacle comme une charrue qui serait constituée par un soc cylindrique à torsade vertical et animé d'un mouvement de rotation sur axe extrêmement rapide.)

Lames et fils cautérisants

Je n'en dirai qu'un mot, en ayant déjà parlé plus haut suffisamment. Ils sectionnent par la chaleur (thermocautère, aphysocautère, etc.) ou par l'électricité (galvanocautère). Leur maniement a ceci de particulier, que le thermocautère, étant un petit appareil transportable partout, rend plus indépendant le chirurgien que le galvanocautère qui exige la présence de l'électricité dans le local où l'on opère. Par contre, une simple pression sur un bouton au niveau du manche du galvanocautère fait passer le courant et l'on a une lame chauffante plus facile à manier.

Quant aux applications de ces lames, il ne faut pas compter sur un grand avenir pour elles en dehors de l'auxiliaire qu'on y trouve pour la destruction, l'hémostase ou la stérilisation; frappant de mort les tissus qu'elles touchent elles ne sauraient être des instruments d'exérèse parfaits, car celle-ci suppose presque toujours une réfection anatomique consécutive qui n'a chance de pleine réussite que sur des tissus vivants.

Instruments de préhension

L'exérèse par les modes de section diverses que nous connaissons, s'aide des instruments suivant dont on peut faire un groupe au point de vue morphologique.

1" *Instruments de préhension par pinçage simple.*

Ces instruments comprennent: 1° les *pinces en ressort*, pinces à disséquer le plus souvent, qui, à leur extrémité ont des griffes ou non, dans leur ensemble sont droites ou quelquefois coudées à leur extrémité, mais dont la réelle caractéristique est d'être constituées par deux lames généralement aplaties et faisant ressort soit par leur direction et leur écartement, soit par la partie intermédiaire aplatie des branches: c'est le principe des pincettes datant de toute antiquité et dont on retrouve des spécimens déjà très perfectionnés dans l'instrumentation trouvée dans les fouilles d'Herculanum et Pompéï; 2° *les pinces articulées à crémaillères* qui ont une extrémité de prise de formes extrêmement variables: à plateau, fenêtré ou non, en cadre ovalaire, arrondi, triangulaire, en cœur, en T, en anse (mon hystérolabe) etc., mais dont la partie la plus essentielle est l'articulation en X des branches et la crémaillère le plus souvent surajoutée (système de Collin vulgarisé partout) qui sert à maintenir la prise, une fois l'instrument serré.

2° *Instruments par accrochage* qui peuvent se diviser en 3 classes: crochets à manche (Chassaignac, Tuffier, Segond), sortes de harpons; instruments à *érignes* mobiles (certains amygdalotomes, l'érigne glissante de Doyen pour l'hystérectomie abdominale totale abordée par l'ouverture du cul de sac postérieur du vagin; *pinces articulées* en croisement, mais à mors dentés pour une puissante saisie (pince tire-balle, Museux, Péan, Kelley, Casséus, La Villéon, daviers dentaires, daviers osseux de Ollier, Faraboeuf, Lambotte, etc.) et dont la prise permanente est assurée comme les pinces citées plus haut par la crémaillère à la Collin.

3° *Instruments par vissage:* ici la caractéristique est la spire du banal tire-bouchon: cette forme de prise est donc extrêmement ancienne; la chirurgie n'a fait avec elle que des applications (Doyen, Delagénière, Segond, Albertin).

4° *Instruments par levier :* un exemple déjà vieux et qui eut son heure de célébrité, c'est la clef d'extraction dentaire de Garengeot. Plus récemment, la disposition de la forme en levier a été appliquée dans l'extraction prostatique par Young, Cathelin.

Instruments de Tripsie

Au point de vue morphologie, ces instruments n'ont guère, dans leur généralité, rien de vraiment original, puisqu'il ne s'agit, si on regarde de près, que de pinces articulées qui se font remarquer surtout par leurs dimensions, mais dont la puissance est multipliée par une autre branche supplémentaire ou par une articulation faisant levier (angiotribes de Doyen, de Tuffier, écraseur de Souligoux, Payr, Mayo, etc.). Cependant, en se plaçant seulement au point de vue de la forme, il faut citer très à part l'écraseur de Gudin, de réelle originalité, mais dont la massivité est un obstacle à un mouvement pratique et aisé multiple, et surtout l'écraseur de Martel à trois branches parallèles gémellées qui est, jusqu'ici, incomparablement le plus pratique.

Il faut ajouter à ces instruments de tripsie qui s'appliquent aux tissus vivants et que j'appelle *histotribes* (sans préjuger qu'il s'agit de vaisseaux, d'intestin, etc.), les instruments briseurs et triturateurs s'appliquant à des substances minérales élaborées pathologiquement par les tissus vivants et qui sont les *lithotriteurs*. Instrument génial, le lithotriteur est un instrument complexe destiné à agir dans une cavité d'accès facile et sans le contrôle des yeux, dont l'invention ne doit pas être attribuée à Guyon comme on le croit communément (il est déjà représenté dans l'Atlas de Bourgery et Jacob), mais dont les particularités les plus essentielles et les plus nouvelles siègent dans la forme des mors qui appartiennent à Reliquet et l'écrou brisé qui appartient à Collin père et à Charrière.

B.   INSTRUMENTS DE RÉFECTION

Comme nous l'avons vu, la Réfection comprend, instrumentalement, tout ce qui unit, rapproche, et rend solidaire histologiquement, avec aussi tout ce qui aide à saisir pour unir : aussi ai-je donné à la deuxième partie de l'opératon le nom de coaptation.

En définitive, la partie coaptatrice, si je puis employer ce mot, de l'opération exige des instruments primordiaux coaptateurs (par ligature et hémostase, par clouage et vissage, par suture) et des instruments auxiliaires (pour la stabilisation, la protection, la préhension, etc., etc.). Nous suivrons la division déjà donnée plus haut, ne nous attardant qu'au côté morphologique de ces instruments.

Ligature et Hémostase

Les pinces hémostatiques (artérielles, veineuses, pédiculaires) si différentes par leurs dimensions et leurs extrémités, sont dans leurs parties composantes principales formées : 1° par deux branches articulées en X mobile, dont une partie servant à la manipulation présente un anneau, et dont l'extrémité opposée ou mors présente les variétés si nombreuses que nous avons déjà vues, en plateaux rayés si diversement, avec ou sans crochets terminaux, et par une articulation que nous connaissons déjà, ou en vis, ou à la Collin ce qui est bien mieux. Les pinces, dans leur ensemble, sont bâties sur le modèle des ciseaux ordinaires, sauf le tranchant bien entendu. Mais comme il est nécessaire de maintenir la prise après serrement, les deux branches s'arrêtent et se fixent sur crémaillère.

Les porte-fils présentent deux variétés de forme principales : aiguilles à manche d'une seule pièce avec extrémité généralement mousse, portant le chas (Deschamps), et aiguille à deux branches dont l'une forme manche et l'autre levier (A. Cleveland, A. Dartigues).

Clouage et vissage

Les instruments de ces actions comprennent les *instruments de forage préalable* (vrilles à forme héliroïdale ou forets simples, maniés par des vilbrequins ou simples ou à engrenage (Farabeuf, Lambotte), et les *instruments de fixation* qui sont pour le clouage : le marteau sur lequel il n'y a pas à insister et où il n'y a qu'à rappeler que la surface de frappe est variable : plate, convexe, concave, et la forme de la masse est diverse aussi : cubique, cylindrique, conique, sphérique ; et qui sont pour le vissage : le tourne-vis, instrument à manche et à lame simples.

Suture

Les aiguilles isolées sans manche, sont, dans leurs formes essentielles, des petites tiges métalliques cylindriques ou plates, ayant toutes les dimensions et toutes les courbures dont une extrémité est aiguë et dont l'autre supporte le chas (ovalaire, circulaire, en gouttière, fendu). Je ne veux pas y insister à nouveau : ce qui est à retenir, c'est que les unes se manient directement et les autres au moyen de *porte-aiguilles* qui sont en définitive des pinces mais à formes différentes, c'est-à-dire des instruments à deux branches articulées dont une partie sert à manier et l'autre à saisir : la partie pour manier est tantôt composée d'un manche et d'une branche formant levier de pression à cran ou non, tantôt composée de deux branches simples ou avec anneaux de saisie (ces dernières ont ou n'ont pas de crémaillère pour la fixation de la saisie).

Les aiguilles à manche fixe : ici la forme de la partie à manier n'a rien de particulier : le manche est le même avec quelques variantes qui n'ont pas de signification spéciale ; nous les avons vues ; ce qui est spécial et différentié suivant les types, c'est la partie active pour ainsi dire, la partie piquante destinée à saisir ou supporter le fil, partie qui porte le chas : ce chas est tantôt inamovible pour ainsi dire, continuellement fermé puisqu'il consiste en un orifice où l'on engage le fil, ou continuellement ouvert puisqu'il consiste en une encoche simple (modèles rares) et tantôt amovible, mobile, c'est-à-dire alternativement ouvert et fermé et cela au moyen d'une tige plate en ressort se mouvant dans une glissière et maniée par une poussette (système Reverdin, qui fut une trouvaille réelle).

˙Actions auxiliaires ou complémentaires

Je ne retiendrai parmi les instruments qui les assurent que les formes essentielles.

Instruments de préhension.

Je n'y insisterai pas : ce sont les mêmes formes que dans la préhension du chapitre de

LXIII

l'exérèse: *pinces en ressort* dont les deux branches se tiennent par une extrémité fusionnée, *pinces articulées* dont les deux branches sont articulées en X mobile en leur milieu à l'union des deux tiers avec l'autre tiers, pinces ayant du côté manche des anneaux ou non, une crémaillère ou non, et du côté saisie, toutes les formes déjà vues et en rapport avec les parties anatomiques à manier.

Instruments de protection.

Leurs formes varient : en tiges cannelées en gouttière, ou tige plate et flexible, ou lames protectrices larges, sortes de grandes feuilles métalliques, etc.

Instruments de stabilisation.

Ce sont tous les instruments qui servent à l'écartement des cavités à ouvertures naturelles, ou des plaies et des cavités à ouverture artificielle par section chirurgicale. Ici, au point de vue de la forme, on peut dire que c'est la partie étalée, valvaire, variant infiniment suivant les applications anatomiques, qui prime. En effet, ces *valves* de dimensions extrêmement variables, vont de la petite valve ourlée, pour relever ou abaisser les paupières, à l'énorme valve ourlée sus-pubienne de Doyen, en passant par tous les intermédiaires (valves rectales, valves vaginales, etc.). Ces valves sont tantôt plates, tantôt légèrement incurvées en gouttières, tantôt ourlées; elles sont, le plus souvent, pleines, mais, dans ces dernières années, on a eu tendance à en faire de fenêtrées (écarteur de Terrier et Hartman, écarteur de Gosset, myodistenseur et laparostat de Dartigues); le fenêtrage allège l'instrument en même temps qu'il constitue une disposition contre le dérapage; quelquefois, la valve est constituée par un double crochet mousse (Ollier).

Toutes ces valves destinées à écarter et à faire du jour, peuvent être et sont souvent *des valves à manche simple*, elles constituent, en somme, la grande série des *écarteurs univalves*. Il faut la traction continue de la main pour en obtenir l'effet.

Dans une autre série d'écarteurs, les valves sont associées et articulées, il s'agit alors de toutes les formes de *spéculums* qui sont bivalves le plus souvent, quelquefois, trivalves et même quadrivalves. L'articulation des valves, dans ces sortes d'instruments est assez variable, mais se ramène à trois types : la vis simple, l'articulation à la Collin, la crémaillère, qui peuvent être d'ailleurs associées. La pupart de ces instruments, mis en place, sont autostatiques.

Il est une variété d'écarteurs qui, bien qu'univalvaires sont également autostatiques : ce sont les *valves à poids* (Auvard, Jayle, Dartigues, etc.).

Enfin, il y a les *écarteurs autostatiques*, comme le sont la plupart des écarteurs abdominaux, qui se distinguent, non pas tant seulement par leurs valves uniques, ou doubles ou triples, pleines ou fenêtrées, ourlées ou incurvées, mais surtout à cause de la façon dont est réalisé l'autostatisme, une fois l'instrument mis en place. C'est ainsi qu'on peut distinguer l'autostatisme réalisé par le croisement en X de branches porte-valves, et dont l'arrêt se fait sur crémaillère, celui qui est réalisé par des points d'appuis extérieurs à l'opéré (système de la fourche fémorale de Doyen et du support de Jonnesco), celui qui est réalisé par un point d'appui siégeant sur une tige quadrilatère agissant par coincement (système Vacher-Gosset), enfin celui qui est réalisé par un point d'appui et de fixation siégeant sur branche collatérale faisant partie d'un système en ressort (système Dartigues). Il faut y adjoindre le principe de mon laparostat ordinaire, qui est un instrument simple, composée, en son essence, d'un fil d'acier dont les contours réalisent un manche à deux branches, des branches porte-valves, des valves incurvées fenêtrées, un ressort par aplatissement de la partie moyenne du fil métallique, une crémaillère de fixation encochée sur une partie de ce fil lui-même.

Instruments de stase temporaire.

Parmi les instruments de stase, il en est qui sont destinés à interrompre, pour un temps, la circulation sanguine, en attendant la réparation du tuyautage vasculaire, ou que soit effectuée même une véritable anastomose artérielle ou veineuse, ou que se fasse une transfusion sanguine (pinces de Crile, etc.), et d'autres, destinées à empêcher l'issue de liquides, sucs ou matières en chirurgie gastro-intestinale.

Ce qui caractérise la forme essentielle de ces instruments, c'est le mors flexible. Ces mors flexibles sont supportés et maniés par le système ordinaire des pinces articulées et à branches de maniement en anneaux (pinces à mors élastiques de Doyen et toutes leurs dérivées, ainsi que la pince gastrique de Témoin, les pinces jumelées de Témoin, celles d'Abadie (d'Oran). D'autres fois, les mors flexibles articulés à une extrémité (compresseur gastrique de Gosset) ou bien disposés en ressorts (compresseurs intestinaux de Chaput, etc.) constituent tout l'instrument sans aucune branche spéciale de maniement.

Parmi les instruments de stase temporaire intestinale, il en est qui ajoutent à leur action compressive temporaire, une action par refoulement, grâce à une disposition en rouleaux :

Lœwy et moi, avons appliqué cette action nouvelle, je crois, chacun indépendamment, lui pour
l'appendice, moi pour l'intestin, lui au moyen de la pince articulée, moi au moyen de la pince
à ressort.

Instruments d'exploration.

Les formes de ces instruments se ramènent à celle de la tige simple (stylets, sondes cannelées) ou à celle d'une tige supportée par un manche (cathéters métalliques, explorateurs urinaires métalliques, mensurateurs : hystéromètres ou fistulomètres, mensurateurs prostatiques,
etc.). Certains de ces instruments ont une particularité intéressante, c'est la *malléabilité de la*
tige qui conserve la direction que lui imprime préalablement l'opérateur, ainsi les hystéromètres qui peuvent rendrent de réels services dans certains cas.

Instruments de dilatation.

Ici, il y a à retenir, quelques formes essentielles : la tige cylindrique ou *bougie calibrée* progressivement par quart ou tiers de millimètre (ex. : bougies métalliques urinaires de Béni-
qué, bougies métalliques utérines de Hégar; la *boule calibrée* glissant sur tige centrale ou sur
fil pour l'intestin (Raymond Petit); la *pince à dilatation par excentricité des mors* pour l'utérus (Sims, Ellinger, Siredey, Doléris, Collin, etc.); le *dilatateur à lames élastiques s'arc-bou-
tant par pression* au moyen d'une vis (le dilatateur urétral de Kollman et similaires, etc.).

Instruments d'injection.

Dans la morphologie de ceux-ci, il faut retenir les deux formes principales : la *forme*
de tige creuse, le plus souvent cylindrique et de courbure appropriée, par laquelle on réalise
un double courant d'irrigation avec œillères latérales (toutes les sondes intra-utérines : type
Bozeman, Janet, Azevedo, Jayle, etc.); type Doléris (à deux branches); type Segond (avec lames de dilatation en parapluie); toutes sondes qui sont en rapport par un tuyautage élastique avec le réservoir du liquide (le plus souvent, bock); la *forme de seringue à piston* (dont
il existe tant de variétés, soit comme cylindres contenant le liquide, soit comme piston, soit
comme ajutage, etc.).

VI. — BASES SYNTHÉTIQUES MÉCANIQUES OU CINÉTIQUES

Nous avons passé en revue les *formes instrumentales essentielles;* voyons maintenant les
mécanismes primordiaux qui correspondent à la plupart d'entre elles. Par mécanisme, il faut
entendre le mode d'agencement des diverses pièces qui composent un instrument, agencement
qui permet le mouvement de ces pièces, les unit sur les autres, et le transport de la force au
point d'application.

Vus sous ce rapport, on peut dire que *quantité d'instruments en chirurgie n'ont pas du*
tout de mécanisme : ils agissent uniquement par leur partie effective, tranchante ou piquante,
par exemple, à laquelle l'organisme de l'opérateur, par sa musculature, imprime les mouvements nécessaires et qui sont des plus variés, comme nous l'avons vu. Parmi ces instruments
sans mécanisme proprement dit, il faut citer presque tous les couteaux (bistouris, ciseaux à
froid, rugines, gouges, curettes) qui sont des instruments d'une seule pièce, en général, je veux
dire d'un bloc, car je n'appelle pas mécanisme le mode de fixation du manche par emboîte-
ment ou vissage de certains d'entre eux. La plupart de ces instruments sont d'usage unimanuel; cependant, quelques-uns d'entre eux ne peuvent être effectifs à eux seuls; il faut qu'une
force leur soit transmise par un autre instrument (ex.: ciseau ou gouge et marteau). On peut
citer encore parmi les instruments chirurgicaux dépourvus de tout mécanisme les crochets à
manche, les tire-bouchons, les aiguilles à manche et à chas fixe, les valves ou écarteurs à manche. En somme, l'on peut dire que moins il y a de mécanique dans l'instrumentation chirurgicale, plus la cinétique de l'opérateur est personnelle et agissante.

Quant aux *instruments de chirurgie qui possèdent un mécanisme,* on peut dire que ce mécanisme est extrêmement simple, la plupart du temps, et se réduit aux divers modes élémentaires qu'on retrouve à la base de toute la mécanique de tout l'outillage industriel qui semble si
compliqué, au premier abord, et dont l'agencement est surtout admirable.

Le premier et le plus commun de ces mécanismes d'instruments de chirurgie est celui qui
permet aux différentes pièces de se mouvoir les unes sur les autres : c'est le *mécanisme par l'ar-*
ticulation qui consiste en un pivot porté par la branche mâle sur lequel vient s'adapter, comme
sur un essieu, l'orifice correspondant de la branche femelle. Cette dernière branche est maintenue sur ce pivot, soit par une vis, soit par un écrou. On a trouvé, pour des raisons très importantes de plus facile nettoyage et d'asepsie, des moyens de désarticulation facile et immédiate
pour le plus grand nombre de ces instruments; parmi eux, il faut citer le système d'articulation
extrêmement ingénieux de Collin, par mortaise : la branche femelle écartée au-delà d'un certain degré, se dégage de la mortaise et, par suite, abandonne le pivot.

La plupart de ces instruments de chirurgie sont *monoarticulés,* ne possèdent qu'une seule articulation: nous les connaissons, ce sont tous les ciseaux, cisailles, pince-gouges, toutes les pinces à préhension, toutes les pinces à hémostase, beaucoup de porte-aiguilles, des daviers, quelques écarteurs, des spéculums, des dilatateurs, plusieurs pinces à écrasement, etc. Cependant, un certain nombre sont *polyarticulés*, tels les scies à chaîne, quelques écraseurs (ceux de Mayo, de Payr).

Comme on le voit, l'articulation tient une grande place dans l'arsenal instrumental. D'une façon générale, au point de vue cinétique, elle tend à réaliser à l'extrémité de l'instrument, le mouvement d'opposition du pouce et de l'index, qui est le mouvement de prise le plus répandu, depuis la simple préhension par légère pression, jusqu'à la saisie avec tranchant, griffage, et écrasement. L'articulation est donc un mécanisme qui est aussi répandu dans l'instrumentation de l'exérèse opératoire anatomo-pathologique que dans l'instrumentation de la réfection opératoire anatomo-physiologique. Le centre articulaire des instruments est infiniment variable comme niveau : tantôt il siège plus près de l'extrémité agissante, effective de l'instrument que de l'extrémité opposée, extrémité de maniement. Tous ces instruments articulés sont d'usage unimanuel; néanmoins, quelques-uns, polyarticulés (scies à chaîne, par exemple), sont d'usage bimanuel.

La plupart des instruments articulés sont à deux pièces principales qui agissent ensemble; isolées, elles ne sont rien, réunies, elles ont un énorme rendement par les forces qui peuvent leur être appliquées, forces qui agissent par une action concentrique de fermeture ou, au contraire, par une action excentrique d'ouverture : c'est ainsi que le plus grand nombre des ciseaux agissent en rapprochant leurs branches, alors que quelques-uns, très rares d'ailleurs, agissent en les écartant, tels le colpotome de Larœyenne, le méatotome de Guyon.

En somme, presque tous les instruments de chirurgie à articulation sont des instruments à articulation par simple croisement, il sont en plus, comme je l'ai déjà dit plus haut, des leviers articulés inversés, avec point d'appui à leur centre articulaire, et plus ce noyau articulaire est près de l'extrémité effective de l'instrument, plus ce dernier est naturellement puissant.

Après le mécanisme par articulation, c'est le *mécanisme par élasticité ou par ressort* que l'on retrouve le plus dans l'instrumentation chirurgicale. La flexibilité et l'élasticité métalliques sont les caractéristiques du mécanisme du ressort, c'est-à-dire de cette disposition d'une pièce métallique qui fait que, déplacée, elle tend à revenir à sa place première en effectuant un mouvement, en dégageant une force: d'une façon générale, la force du ressort est une force d'opposition qui se laisse vaincre jusqu'à un certain degré et qui, lorsqu'elle n'est plus opprimée, revient à son point de départ. On conçoit que la force de résistance incluse dans un instrument par l'intermédiaire d'une partie érigée en ressort, soit utilisable au point de se substituer partiellement à celui qui manie l'instrument et à contribuer dans des proportions plus ou moins importantes à l'automatisme de l'instrument.

D'une façon générale, dans son schéma, le ressort affecte cinq formes principales que j'appellerai : la forme aplatie en latte, la forme aplatie et en croissant, la forme aplatie et enroulée en spire, la forme cylindrique et spiroïdale, la forme cylindrique et longitudinale.

L'élément ressort, suivant l'effet qu'on en attend est utilisé dans diverses parties de l'instrument, soit au niveau de la partie effective de l'instrument, soit au niveau de la partie qui sert à manier l'instrument. Je vais en donner quelques exemples :

1° *La forme aplatie en latte de l'élément ressort* peut siéger dans le mors de certains instruments, comme les pinces intestinales à mors flexible (ex. : pinces droites ou courbes de Doyen) ou dans des instruments compresseurs sans branches (ex. : compresseur gastrique de Gosset, compresseur intestinal de Chaput, compresseur de vaisseaux pour la chirurgie vasculaire); ici on utilise la force élastique de l'élément ressort pour ne pas attritionner les organes comprimés.

D'autres fois, la forme en latte est utilisée au niveau de ce qui sert de manche à l'instrument, entre les branches de maniement que le ressort maintient écartées, exemple : les pinces-gouges, certaines cisailles; le ressort maintient l'instrument prêt à agir et l'opérateur n'a à exécuter qu'un mouvement sur deux : celui de la pression; comme on le voit une partie de l'action de l'instrument est autostatique.

La forme en latte se voit encore dans le modèle de la pince à disséquer d'aujourd'hui, où deux lames plates, dans leur plus grande longueur sont soudées à une extrémité et disposées dans un écartement angulaire qu'une pression exercée réduit et que la cessation de pression fait revenir au degré primitif de l'angle d'écart.

Une autre forme en latte est celle des instruments qui peuvent, en s'infléchissant, suivre diverses courbures et s'insinuer en décollant sans blesser, par exemple, les décolle-dure-mère, celui de de Martel, en particulier. La forme en latte est utilisée aussi dans quelques instruments à suture : elle est la base même du mécanisme de l'aiguille de Reverdin, où une lame étroite, mue par une poussette, se faufile dans une glissière latérale qui l'oblige à épouser la courbure de l'aiguille et à venir à volonté fermer ou ouvrir un chas à l'extrémité de l'aiguille.

Pas mal d'instruments de section, les scies, en particulier, sont composées de lattes dentées, mais ici l'élément ressort est, au contraire, combattu par un cadre tenseur ou un dos de contention, car, ce que l'on recherche, c'est la rigidité de l'instrument jointe à sa minceur nécessaire. Mon bistouri à lames interchangeables rentre aussi dans ce cas, la minceur de la lame tranchante qui en ferait un élément ressort est combattue par un dossier en glissière.

Des quantités d'instruments à branches, comme la plupart des pinces hémostatiques, des pinces à préhension ont leurs branches de prise plus ou moins longues, et, sinon plates, du moins assez minces et d'une trempe telle qu'on peut leur imprimer un certain degré de flexibilité utilisable pour leur rapprochement mutuel et la mise en contact avec une articulation à cran, très élémentaire, qui permet de maintenir permanente la prise, au point que l'opérateur peut abandonner l'instrument à lui-même : tel est le principe de la pince hémostatique, qui est un petit organisme instrumental très spécial à la chirurgie. Certains porte-aiguilles sont basés sur le même principe, par exemple, mon porte-aiguille à levier manié par le pouce, et où le bras du levier est doué d'une légère flexibilité qui lui permet de s'accrocher à la fin de sa course.

2° *La forme aplatie en croissant de l'élément ressort* est extrêmement ancienne : c'est celle des vulgaires pincettes à feu où l'instrument est composé de deux branches rigides et un peu divergentes réunies par une partie intermédiaire convexe, en croissant et aplatie en lame douée par sa minceur de flexibilité : c'est là un type de ressort élémentaire qui est utilisé en chirurgie, depuis des temps très reculés, pour les pinces à disséquer. On a modifié aujourd'hui, sur le type que j'ai décrit plus haut, la pince à disséquer, mais il existe encore de bonnes pinces à disséquer construites sur le modèle de l'élément ressort en croissant.

Cet élément ressort en croissant, je puis dire que je l'ai remis en honneur depuis une quinzaine d'années en lui donnant des applications nouvelles à de nouveaux et grands instruments de chirurgie abdominale et générale : le laparostat, l'enterostat, le myodistenseur, etc., mais ici surtout dans un but d'automatisme et d'autostatique. Dans ces instruments, composés en substance d'un gros fil métallique contourné de façon à réaliser diverses dispositions en branches, manches et valves, en un point le fil est aplati, aminci et moins trempé de façon à réaliser l'élément ressort en croissant. Par cet espèce de ressort, on utilise l'action de *rapprochement provoqué* (comme dans les pinces à disséquer), ou au contraire l'action d'*écartement spontané* (comme dans mes écarteurs.

4° *La forme cylindrique et spiroïdale de l'élément ressort*, existe dans quelques instruments, principalement dans des pinces-gouges, des cisailles, absolument analogues à celles de certains outils industriels où elle maintient écartée les branches de prise : cette espèce de forme n'est pas appelée à de nombreuses applications en chirurgie, parce qu'elle ne se prête pas aisément au nettoyage et à l'asepsie.

4° *La forme cylindrique et spiroïdale de l'élément-ressort* se retrouve dans quelques instruments, soit pour maintenir les branches écartées, soit pour propulser une tige. Comme le ressort à nombreuses spires s'infléchirait, il est, de plus, soutenu par un cylindre central qui lui sert de conducteur et autour duquel il forme une sorte de douille élastique. Un élément-ressort de cette espèce peut ne consister qu'en un seul tour de spire plus ou moins puissant, suivant la grosseur du fil cylindrique et suivant sa trempe, ainsi le blépharostat ordinaire et mon premier laparostat construit par Collin et représenté dans l'iconographie de ce travail.

5° *La forme cylindrique et longitudinale de l'élément-ressort* est peut-être le plus simple des ressorts : elle trouve son origine dans toutes les tiges cylindriques un peu longues et de densité peu élevée qui sont ainsi douées de flexibilité et d'élasticité. Je vais en donner deux exemples : l'urétrotome de Maisonneuve où un simple fil d'acier porte-couteau triangulaire suit, grâce à son élasticité, la courbure d'un conducteur, et le dilatateur urétral type Kohlman où des branchettes presque cylindriques, forcées à s'incurver à distance par un mécanisme à vis, deviennent convexes en dehors en produisant un effet de distension et même de divulsion considérable.

En somme, comme on le voit, le mécanisme par élasticité ou par ressort a une grande étendue d'application, et d'application assez variée, puisqu'on la trouve utilisée, soit dans les mors, soit dans les branches, soit dans la partie intermédiaire de nombreux instruments, qu'ils soient de section, de préhension, de suture, de stabilisation ou de conduction.

Nous venons de voir les deux principaux mécanismes élémentaires de l'instrument composé, en général : *le mécanisme-articulation* avec ses modes variés pour maintenir agencées les différentes pièces composantes et pour leur permettre de se mobiliser les unes sur les autres, puis le *mécanisme-ressort* avec ses cinq variétés principales réalisant des mouvements, soit par rapprochement, soit par écartement. Mais le plus souvent, il faut que le résultat du mouvement et du rendement de l'instrumentation, qui est, en son essence, celui d'une pression variable en son degré (extrêmement légère ou écrasante), variable en sa direction (rapprochement ou écartement), variable en son mode de prise (surface plane, griffes, dents, etc.), soit rendu utilisable et permanent au gré de l'opérateur.

LXVII

La fixation de cette pression obtenue se fait par plusieurs modes, dont voici les principaux, quand on considère l'ensemble de l'instrumentation chirurgicale : le mode par vis, le mode par crémaillère, le mode par virole glissante, le mode par coinçage.

1° *Le mode par vis.* La pression par vis est susceptible d'emmagasiner une force considérable, formidable même, variable avec la force même de l'opérateur et aussi avec l'importance du volume de la vis et surtout la longueur de ce qu'on pourrait appeler le manche de la vis qui peut être une simple plaque plus ou moins elliptique ou un simple bouton maniés entre le pouce et l'index et qui peut aller jusqu'à la forme et la dimension d'une petite roue ou d'une véritable poignée horizontales.

Le mode de pression, transmise et fixée par la vis, présente deux applications principales : la fixation par serrage pour le maintien de dive ses parties d'un instrument ayant acquis une disposition d'utilisation; l'écrasement de substances très dures comme certains produits pathologiques ou de tissus et d'organes.

De telle sorte, que la pression progressive est ou une *simple pression de fixation* instrumentale qui peut être très légère pour maintenir le contact et empêcher la mobilisation de retour des diverses pièces d'un instrument (exemple : pince palpébrale de Desmarres, spéculums divers de Cusco, Collin, etc.   écarteur intercostal de Tuffier, écarteur universel de Burty, mon écarteur vaginal quadrivalves, la valve sus-pubienne à fourche fémorale de Doyen avec simple vis ou grande vis à manche de J.-L. Faure, etc., etc.), ou bien encore une *pression de broyage*, comme celle qui est utilisée dans certains écraseurs de tissus que j'appelle histrotribes (exemple : écraseurs type de Martel, ou type Gudin qui diffèrent comme maniement de pression des écraseurs, type Doyen ou Souligoux, Mayo, etc.), et comme celle qui est utilisée dans les lithrotriteurs, instruments d'origine assez ancienne, mais dont le perfectionnement moderne et la mise au point réelle ont été la création de Reliquet, pour les mors, de Collin père et Charrière pour l'écrou-brisé, qui permet d'obtenir une trituration formidable, sans dépenser une grande force, puisqu'on peut manier l'instrument entre le pouce et l'index avec une aisance, une légèreté et une délicatesse infinies, comme le fit magistralement Guyon qu ne fut pas, il faut le dire, l'inventeur, comme tant de gens le croient.

Pour en terminer avec la vis de fixation, il faut ajouter que le plus souvent, c'est la tige-vis qui joue le rôle actif de pénétration dans le pas de vis, et quelquefois, au contraire, c'est le pas de vis inclus dans une virole mobile qui joue ce rôle actif, en tournoyant souvent avec une grande rapidité.

2° *Le mode par crémaillère* est un mode de fixation qui s'est développé ces trente dernières années aux dépens du mode de fixation par vis qui a perdu beaucoup de terrain. L'élément de la crémaillère est le cran d'arrêt composé d'un élément, pour ainsi dire, mâle, en angle saillant et d'un élément, pour ainsi dire, femelle, en angle rentrant qui, par un mouvement en ressaut, s'accrochent et s'adaptent et qui se défont par perte de contact au moyen d'une pression plus forte.

La crémaillère peut aller d'un à deux ou trois crans, comme dans la plupart des pinces hémostatiques, petites ou grandes, jusqu'à dix ou douze crans, comme dans certaines pinces à préhension.

La crémaillère affecte des dispositions diverses : tantôt, et le plus souvent, elle est fixe et horizontale, comme dans la plupart des pinces : c'est celle qu'à perfectionnée et vulgarisée Collin père; tantôt elle est fixe et verticale, comme dans certains écarteurs (spéculums de Jayle, écarteur intercostal de Tuffier, mais dans ces derniers, la crémaillère est une association de la crémaillère et de la vis qui fait progresser une partie de l'instrument sur les degrés de la tige crénelée); je pense avoir été le premier, réalisant une simplification extrême, à établir une crémaillère sur l'instrument, sans surajouter de pièce et en encochant de plusieurs gradins, une petite partie de la tige métallique, comme dans mon laparostat simple. Tantôt la crémaillère est mobile et verticale, ainsi la petite crémaillère en cliquet de mon porte-aiguille à crans, tantôt elle est mobile et horizontale en arbalète comme dans mon enterostat.

Je ne dirai qu'un mot des engrenages réalisés par certains instruments transmetteurs de mouvement, comme certains vilbrequins (de Farabœuf et de Lambotte, par exemple), utilisés d'ailleurs depuis assez de temps dans l'industrie. A regarder l'essentiel, on peut se rendre compte que l'engrenage n'est qu'une double crémaillère circulaire et mobile dont le but est de transmettre le mouvement et d'en changer la directin pour le rendre utilisable, par exemple, de transformer le mouvement vertical ou sagittal en un mouvement horizontal et circulaire.

3° *Le mode par virole glissante.* Ce mode est déjà très ancien comme application, et il était très en usage dans l'instrumentation d'il y a un demi-siècle. Un anneau inextensible se mobilisant sur deux tiges de préhension élastiques plus ou moins écartées en ressort, a vite fait de parcourir un certain chemin et de presser assez fortement ces branches sur la prise. Ce mode de pression et de fixation par virole a été justement détrôné par le mode de fixation par crémaillère. Mais cependant les chercheurs de nouveaux instruments ne devront pas l'oublier tout-à-fait, car ils pourraient bien y trouver quelques petites applications nouvelles.

LXVIJ

4° *Le mode par coinçage*. Ce mode est entré récemment dans la construction de certains instruments. L'idée de faire courir une pièce cursive sur une tige horizontale à lignes angulaires et terminée par une pièce inamovible, est fort ancienne : elle a été utilisée depuis très longtemps au point de vue mensurateur (le mensurateur en bois des cordonniers, pour le pied, en est l'exemple vulgaire). Certains mensurateurs métalliques industriels sont basés sur ce principe et sont d'une grande précision; ce sont, en somme, des compas d'épaisseur à branches parallèles au lieu de branches angulaires articulées comme dans le compas ordinaire. Mais c'est à Vacher que l'on doit l'importation en chirurgie de ce système qu'il a utilisé le premier pour un ouvre bouche avec *l'idée neuve* de maintenir le résultat acquis par l'écartement des branches par le *porte-à-faux* de la branche cursive sur la tige en poutrelle quadrilatère. Gosset a eu le mérite de reprendre cette idée du porte-à-faux et de l'utiliser pour une application plus intéressante et plus large à propos de la chirurgie abdominale: il a eu l'idée d'y adjoindre le principe des valves fenêtrées en fil de fer, analogues à celles de l'écarteur en fil de Terrier et de Hartman, et Collin a eu l'idée vraiment intéressante aussi de rendre ces valves interpénétrantes, ce qui fait gagner de la place utile au point de vue de l'intromission de l'instrument dans la plaie abdominale. Je revendique pour moi l'idée d'avoir, il y a déjà de longues années, associé l'écarteur abdominal de Gosset à la valve sus-pubienne à fourche interfémorale de Doyen; cette association bi-instrumentale donne un jour maximum en chirurgie pelvienne. Comme on peut le voir, plus loin, dans l'iconographie de ce travail, j'ai associé, dès le début, une valve sus-pubienne au moyen d'un pliant à l'écarteur de Gosset; d'autres, par la suite, ont associé la valve de Doyen à celle de Gosset par d'autres moyens ingénieux.

J'ai, de mon côté, aussi utilisé le principe du maintien de l'écartement acquis par le porte-à-faux obtenu par coinçage dans mon écarteur intercostal; mais la tige que parcourt la branche d'écartement cursive est de coupe ovalaire au lieu de coupe quadrilatère : ici, le porte-à-faux qui détermine l'arrêt en empêchant le retour spontané est encore plus efficace, mais il faut trouver un « petit truc » de placement des doigts pour que la branche écartante revienne au point de départ.

En résumé, l'exposé des bases synthétiques mécaniques et cinétiques de l'instrumentation nous fait voir que presque toute la cinétique instrumentale aboutit, en définitive, à une *pression* qui détermine les effets les plus divers suivant les formes des parties agissantes, effectives des instruments (tranchantes, sciantes, piquantes, prenantes, etc.). Cette pression a pour but : ou d'agir directement sur les tissus ou organes, ou bien de maintenir la prise acquise sur l'organe, ou, enfin, de maintenir agencées les différentes parties composantes de l'instrument, et, souvent, de réaliser ces diverses actions à la fois. Cette pression est *immobile* quand l'instrument appliqué ne se déplace plus pendant la durée de son action (tel est le cas de presque toutes les pinces hémostatiques et à préhension); elle est *mobile* ou par déplacement (tel est le cas de presque tous les instruments de section, et auss parfois de quelques types de pinces rares comme les pinces à rouleaux que Lœwy et moi semblons avoir inaugurées et dont le principe, sinon l'application que nous en avons faite, est à retenir.

La pression, encore d'une façon générale, est ou bien *concentrique*, quand elle poursuit un but de préhension, ou *excentrique*, quand elle poursuit un but de dilatation.

La pression, enfin, et d'une manière générale, est ou *flexible*, c'est-à-dire quand elle « se prête », grâce à l'élasticité, de façon à ne jamais déterminer de l'attrition, ou *inflexible*, c'est-à-dire quand elle est tout à fait rigide, réalisant la pression entière qui peut aller du degré de pression sans dérapage au degré maximum d'écrasement.

Enfin, et encore en résumé, nous avons vu qu'on pouvait diviser au total les instruments en *instruments simples* et en *instruments composés*: que les instruments composés, qui sont ou *monoarticulés* ou *polyarticulés*, se réduisaient à deux mécanismes primordiaux et essentiels : le *mécanisme d'articulation* (avec pivot à vis ou écrou, ou à mortaise), et le *mécanisme par élasticité ou par ressort* (avec les variétés de forme de l'élément-ressort : élément aplati en latte, croissant ou spire et élément cylindrique spiroïdal ou longitudinal); et que, enfin, le résultat acquis de prise, de mouvement et de force se maintenait temporairement par les *modes de fixation* par vis, crémaillère, virole ou coinçage.

CONCLUSION GÉNÉRALE

CONSTATATIONS PRÉSENTES - PRÉVISIONS ET ANTICIPATIONS
IDÉES-MÈRES

**Enseignement, qu'en résumé, on doit retirer de cet essai sur l'esprit
et les tendances de l'instrumentation.**

Cet aperçu d'ensemble, et l'historique de l'instrumentation si on le scrute tant soit peu, montrent que, comme pour la plupart des idées d'ailleurs, les choses ne sont pas si nouvelles qu'elles nous le paraissent sous le soleil qui luit très peu de temps pour nos individualités qui passent et disparaissent sans avoir eu le temps de prendre conscience des filiations de la pensée à laquelle nous avons abouti et que nous avons trop de tendance à croire être une génération spontanée de l'intellect. Il nous faut être modestes. Comme la Nature, l'idée *non facit saltus* : elle est progressive et se déroule en une lente évolution. Si les créations du cerveau de l'homme semblent tout à coup avoir des bondissements inattendus et incalculables de conséquences, c'est qu'elles sont la libération brusque de principes et de lois arrivées à la maturité d'éclosion par un travail millénaire de pensée en genèse, et, qu'une fois les certitudes pleinement établies, l'horizon se révèle en un vaste déchirement où les réalisations possibles apparaissent. Nous nous élevons donc de certitudes en certitudes scientifiques dans un rythme progressivement accéléré et multiplié par l'importance de la grandeur.

Il y a eu, suivant des oscillations formidables, des périodes d'extinction ou d'éclipse dans la vie des civilisations avec tous leurs apports et leurs acquisitions, mais il est vraisemblable que l'humanité a tendance à recommencer l'effort spirituel comme l'effort matériel suivant une logique préétablie d'essence universelle, ainsi que semble le prouver l'exemple actuel des races qui ne marchent pas du même pas cadencé et qui sont encore à l'arrière dans le fantastique défilé ethnique vers le progrès. L'humanité, très visiblement, à tendance à réinventer suivant les mêmes types primordiaux et en se guidant suivant ce que je pourrai appeler les idées-mères en lesquelles se trouve incluse la puissance des mêmes formes réalisables.

En somme, pour ce qui nous intéresse ici, l'instrumentation chirurgicale, on peut dire que nous avançons lentement, après avoir sans doute maintes fois recommencé. Les formes essentielles initiales, les mécanismes essentiels initiaux ou primordiaux sont depuis longtemps trouvés : dans le très beau livre, qui vient de paraître, de mon ami le Pr. Lecène sur l'*Evolution de la Chirurgie*, on en voit des exemples iconographiques tout à fait démonstratifs. Nous avons surtout, ayant recommencé instinctivement l'invention instrumentale suivant les idées-mères qui s'imposent à l'esprit de hommes renouvelés par la reproduction de la vie et qui cherchent (car il ne peut s'agir toujours de plagiat ni de réminiscences), nous avons surtout, en réinventant, perfectionné et affiné. Cela se conçoit, car ce perfectionnement et cet affinement sont la résultant de moyens nouveaux mis au service de la redécouverte, et à un point tel que certains de ces perfectionnements sont de véritables révolutions ou effectuent de réels progrès.

Les formes et les actions véridiquement neuves sont donc exceptionnelles; ce qui est surtout nouveau c'est le domaine sans cesse agrandi où elles ont l'occasion de s'appliquer et de se révéler utilisables et utiles.

****

En tout cas, un fait certain se dégage, avant tout, de l'examen de l'évolution de la technique instrumentale : c'est la *tendance mécanique de la chirurgie*. Qu'il s'agisse d'assurer une vitesse plus grande à l'instrument qui œuvre, ou de multiplier sa force à un degré extrême, ou de réaliser du travail plus précis, géométrique, pour ainsi dire, ou de substituer un mouvement spontané de l'instrument à une partie du mouvement de l'opérateur pour utiliser l'instrument ou, au contraire, le faire revenir à sa disposition primitive de repos, ou enfin de propager à distance l'action efficace, le rôle mécanique prend une place de plus en plus grande et cela d'une façon très heureuse. Qu'il s'agisse de couper, de scier, de ligaturer, d'anastomoser, de suturer, de plus en plus, et j'en ai donné des exemples sur lesquels je n'ai pas à revenir, il est évident que se glisse de plus en plus dans ces différents modes chirurgicaux, une tendance plus ou moins accusée à l'*automatisme*. Cette tendance mécanique apparaît surtout dans la chirurgie osseuse qui sort progressivement de sa période primitive et simpliste à moyens archaïques frustes et brutaux pour prendre un caractère de célérité et de précision, grâce à la transmission de la force et du mouvement par l'électricité.

L'œuvre manuelle proprement dite, n'est point appelée à disparaître comme on pourrait le croire à une vue trop superficielle ou trop anticipée; elle conservera toujours une valeur primordiale et indiscutable, mais elle est surtout appelée à se métamorphoser. Toujours est-il, cependant, que la chirurgie, tendant à s'industrialiser, je veux dire par là, non péjorativement, à avoir une organisation de plus en plus complexe pour un rendement plus étendu et plus rapide, afin d'être en demeure d'offrir au blessé ou au malade la plus grande sécurité, le plus hâtif secours et la plus précoce guérison, elle devient de moins en moins ambulante, si je puis ainsi dire, et se centralise dans des lieux appropriés destinés uniquement aux opérations et aux soins qui devraient être comme de petites usines parfaites et outillées impeccablement. Il en résulte que tout ce que peut donner le développement des moyens industriels, comme lumière, chaleur, électricité, force et mouvement transmis, prend une place prépondérante et que le côté mécanique même de la pure action chirurgicale suit la même ascension.

Il y a, par quelques côtés, une certaine similitude tendant à s'établir entre la chirurgie et les industries qui travaillent la matière brute, dure, comme le bois ou le fer, et une certaine similitude aussi entre la chirurgie et les industries qui travaillent la matière brute, mais souple, comme l'étoffe. Cependant, restera toujours probablement ce qui appartient en propre à la chirurgie, à cause de son sang, à cause de la vie, à cause des élaborations et des fonctions organiques, car l'organisme humain est, lui aussi, une véritable usine vivante d'agents physiques et d'agents chimiques, pleine de vibrations, de transmutation et d'intense existence qui se propage par le tubulibranchage inouï de sa vascularisation sanguine émanée du centre cardiaque et se transmet par la ramification à l'infini du réseau où court l'influx venu des centres nerveux.

*
* *

Mais l'avenir de la chirurgie, en particulier sous le rapport de l'instrumentation et de l'outillage, n'est pas que lié, comme je le crois fermement, au développement de la mécanique et à l'application des sciences mécaniques dans les branches de l'activité industrielle, il est lié vraisemblablement aussi au progrès et aux applications des sciences physiques ainsi qu'au progrès et aux applications des sciences chimiques. Tout se tient scientifiquement, aussi tout ce qui apparaît dans un ordre donné de connaissances parfois très éloignées et très disparates, peut avoir des répercussions inattendues et parfois prodigieuses dans un autre ordre de connaissances. La chirurgie, plus que n'importe quelle autre science et plus que n'importe quel autre art, est une grande emprunteuse : on ne peut lui reprocher, en vérité, de ne pas rendre en bienfaits sans pareils tout ce dont elle s'empare. Souhaitons-lui, en tout cas, d'être une grande assimilatrice.

Il n'est pas impermis, quand on a liquidé la question des faits précis hors lesquels il n'y a point de science ni de vérité, et quand on aborde les idées générales qui sont, après tout et souvent des émanations de synthèse de faits particuliers et qui peuvent préparer la recherche en jetant quelques lueurs devant les pas qui s'avancent vers l'obscurité de l'incertitude et de l'inconnu, il n'est pas défendu, je pense, de se livrer à l'espérance de certaines anticipations. Autant que la mécanique, la physique fera quelques apports : par les propriétés de la lumière, de la chaleur, du son, de l'électricité, bien des choses de la chirurgie peuvent être bouleversées, en tout cas, orientées dans des directions insoupçonnées : par la lumière des phares, miroirs et scialytiques, la chirurgie devient une chose, si je peux dire sans ironie, bien mieux et plus utilement éclairée : l'éclairage artificiel tend à affirmer sa progressive supériorité, au point qu'il entraîne comme conséquence la conception de nouvelles salles d'opérations bien plus simples et bien moins dispendieuses comme construction que les salles d'aujourd'hui à éclairage solaire, parfois aléatoire et insuffisant, et comment ne peut-on pas penser que nous allons, de ce pas, vers l'opération où l'organisme lui-même sera éclairé à diaphanéité et où la région anatomique apparaîtra à l'opérateur dans l'ambiance obscure avec toute la transparence et la richesse de ses couleurs profondes et graduées? Par la chaleur, depuis un certain temps déjà on a fait bénéficier la chirurgie de son action, ne serait-ce que par les tables opératoires chauffantes qui remédient à la déperdition de calorique faite par le patient dans les anesthésies générales, et comment ne pas penser que par la variation des températures obtenues instantanément par des dispositifs spéciaux, l'opérateur réalisera à son gré des hyperhémies ou des hypohémies ou même des anémies passagères et localisées au sein des organes dans lesquels il interviendra? Par les propriétés du son amplifié, le chirurgien n'obtiendra-t-il pas des renseignements de la plus grande utilité et de la plus grande précision : on a vu déjà des résonnateurs pour l'indication du contact profond avec des corps étrangers métalliques, en particulier des projectiles? Et de même qu'il y a des instruments haut-parleurs, comment ne pas escompter qu'il y aura des hauts-résonnateurs pour amplifier, au gré du chirurgien, dans le cours de son intervention, les bruits du cœur de l'opéré, et la puissance ou la faiblesse ou la variation de ses battements, comme dans une sorte d'auscultation à distance qui permettra au chirurgien de consulter à chaque instant l'état cardiaque de son opéré et le niveau de sa résistance? Ne mesurons-nous

LXXI

pas déjà la tension artérielle, à ce propos, au cours de nos opérations? Et de l'optique, par des grossissements formidables en cours d'opération encore, que de surprises ne devons-nous pas attendre et que de constatations utilisables? Et de la radiographie et de l'électricité, que de réalisations n'obtiendrons-nous pas aussi, à commencer par l'anesthésie électrique qui sortira sans doute, mise au point, du domaine de l'expérimentation entreprise depuis plusieurs années déjà par le Pr. Leduc de Nantes?

Autant que la mécanique et la physique, la chimie fera, elle aussi, à la chirurgie des apports inappréciables. Que de substances chimiques sont déjà utilisées en anesthésie générale ou locale pour imprégner ou imbiber des centres nerveux ou des troncs nerveux et même pour être absorbées par des muqueuses, ainsi par la voie rectale! Chaque jour, on en découvre de nouvelles et d'un intérêt croissant : par exemple, des anesthésiques locaux qui continuent leur action bien au delà de l'opération, de telle sorte qu'on peut espérer faire franchir non seulement la période opératoire, mais la période post-opératoire hors de la douleur. J'entrevois très bien également des possibilités prochaines pour la modifier au gré du chirurgien le sang au point de vue de la coagulation ou de l'anticoagulation. La citratation du sang utilisée, vulgarisée par le Professeur Jeanbrau dans la transfusion du sang, peut avoir sa contre-partie utile dans l'aptitude à la coagulation produite par d'autres substances et même par des substances similaires. N'avons-nous pas appris tout récemment, à notre grande surprise, que le citrate de soude était paradoxalement coagulant ou anticoagulant suivant le degré des solutions? J'ai déjà pensé, pour ma part à certaines poudres coagulantes pour éteindre des hémorrhagies en nappe ou pour modifier des hémorrhagies à caractère hémophilique. Il est permis de penser qu'on pourra, pour faciliter certaines techniques ou rendre des exérèses plus aisées, liquéfier des tissus solides, comme on pourra, au contraire, solidifier des liquides ou des tissus mous. Et, à côté de ce rôle déjà esquissé des substances coagulantes ou anticoagulantes, on peut, il me semble, songer à faire jouer en chirurgie opératoire un rôle utilisable aux substances colorantes : ainsi il n'est pas impossible de croire qu'on pourra injecter préalablement à l'opération, des corps chimiques colorants, bleu de méthylène ou autres, qui coloreront d'une façon élective certains tissus profonds, à la façon d'une préparation histologique, de manière à conduire le bistouri plus sûrement encore et à délimiter d'une façon plus précise aussi les zones de l'action chirurgicale. Combien d'autres suppositions peut-on faire encore? Mais je me borne à ces quelques anticipations, ne voulant exprimer que quelques suggestions.

⁂

J'ai, si je puis ainsi dire, disséqué l'anatomie des instruments, de façon à esquisser l'ébauche d'une morphologie instrumentale générale; j'ai analysé, synthétisé aussi, et par suite, clarifié leur mécanisme, c'est-à-dire une physiologie instrumentale.

J'ai montré, d'une façon évidente, je l'espère, comment par un entraînement physiologique personnel adapté à la poursuite du maximum de rendement, le chirurgien faisait, pour ainsi dire, corps avec les instruments qu'il manie, comme le guerrier avec ses armes, le mécanicien avec sa machine, l'athlète avec le terrain, l'espace et l'obstacle avec lesquels il joue, lutte et évolue.

On pourrait paraphraser, en fait d'instrumentation, le fameux aphorisme de Claude Bernard: *la fonction fait l'organe!* La fonction, c'est-à-dire la physiologie, crée l'organe, crée de l'anatomie et de la morphologie vivantes. Eh bien! on pourrait dire aussi : la fonction fait l'instrument! La fonction, c'est-à-dire la physiologie, le mouvement, crée de l'anatomie et de la morphologie instrumentales. Ceci pour dire, qu'en essayant le plus de mécanismes et de formes possibles, on arrivera à une instrumentation sans cesse adaptée, mise au point et simplifiée.

⁂

Quel est l'enseignement, qu'en résumé, on doit tirer de cette étude? Tout instrument perfectionné diminue incontestablement et utilement l'action de l'aide ou la supprime, l'action presque toute entière devant être centralisée entre les mains de l'opérateur.

Dans la recherche d'une invention ou d'un perfectionnement d'instrument, que votre esprit, toujours, s'oriente vers le mécanisme le plus simple et celui qui, tout en donnant le maximum de rendement, exige le minimum d'effort et de temps.

Dans l'ordre des idées, il faut s'astreindre à voir ce qui se passe par dessus le mur mitoyen, je veux dire par là qu'on retirera grand bénéfice à passer de l'une à l'autre spécialité et à y recueillir des choses qui seront mutuellement d'un transport utile. Certaines spécialités chirurgicales sont plus riches que d'autres en instrumentation et en techniques : il sera bon d'y faire des incursions fructueuses. Beaucoup de choses de la chirurgie ont été empruntées aux divers métiers manuels, aux métiers primitifs, à ceux des artisans qui offrent l'exemple de

LXXII

pratiques séculaires et, par conséquent, sont une émanation de l'individualité agissant par les plus simples moyens. Le chirurgien gagnerait à être apprenti successivement chez des menuisiers, serruriers, mécaniciens. Certains stages pratiques où des gens fort intelligents, déjà instruits, s'assimileraient en beaucoup moins de temps que l'ouvrier ordinaire des choses bien plus aisées à comprendre que celles, très difficiles parfois, où ils appliquent leur esprit et où il faut des aptitudes spéciales au dessus de la moyenne, seraient bien plus utiles que certaines obligations livresques.

On devra chercher aussi des idées nouvelles d'instrumentation dans l'outillage industriel qui est d'une richesse incomparable. Certains ne s'en sont pas fait faute, d'ailleurs, et ont pu passer pour ingénieux à bon marché, car si des choses ont pu paraître nouvelles à des chirurgiens c'est qu'ils ne connaissaient aucune industrie mécanique, ignoraient les éléments des divers métiers manuels, n'avaient jamais fréquenté ou visité d'ateliers, n'avaient jamais regardé travailler et encore moins travaillé eux-mêmes. J'ai dit, dans le cours de ce travail, que le vrai chirurgien de l'avenir, en dehors de savant sera un homme de sport, j'ajoute qu'il devra être un bon ouvrier des instruments et des mécanismes sur matière brute avant de prétendre à être un excellent ouvrier sur la matière vivante, si précieuse qu'elle est irréparable si on la gâche.

Le chirurgien devrait être plus qu'ouvrier : ingénieur; il ne me déplait pas que le chirurgien se crée à soi-même une partie de son instrumentation, car établie sur son concept et faite à sa mesure, elle lui facilite sa tâche et suivant sa manière personnelle. Certains esprits ont le sens de la mécanique et peuvent adapter merveilleusement leur pensée et leurs trouvailles instrumentales à leurs connaissances anatomiques, physiologiques et de technique opératoire. Par contre, l'ingénieur pur, sans connaissances biologiques ne peut, à lui seul, de son côté, établir des instruments adéquats : il ne peut être que très fructueusement consulté. Aussi une collaboration très étroite s'impose entre des hommes de connaissances et parfois de mentalités très différentes. Qui n'a pas opéré, ne se doute pas de ce qu'est, en réalité, la chirurgie : bien des médecins eux-mêmes n'en ont pas l'idée vraie.

D'après l'étude générale que j'ai faite de l'instrumentation, il me paraît que ce sera plutôt dans la partie active de l'instrument, appliquée, pour ainsi dire, au besoin anatomique, que la recherche trouvera du nouveau, et que la nécessité opératoire créera des formes nouvelles, bien plus que dans les mécanismes essentiels qui sont depuis longtemps trouvés.

Le cinématographe devra être utilisé plus qu'il ne l'est, car non seulement il pourra servir à la démonstration d'une technique opératoire ou de l'usage proprement dit de l'instrument, mais il aidera à diriger fort utilement la cinétique de l'opérateur, c'est-à-dire à lui apprendre les mouvements les plus aisés et les plus économiques en même temps pour le maniement d'une forme instrumentale donnée. Et cela m'amène à dire qu'on pourrait songer à un enseignement théorique et pratique de la mécanique chirurgicale.

CARACTÉRISTIQUES DE MON INSTRUMENTATION PERSONNELLE

Qu'il me soit maintenant permis de montrer ce qu'il y a de particulier et peut-être de nouveau dans les instruments que j'ai créés et dont on trouvera l'exposé complet et l'iconographie dans le chapitre terminal de ce livre.

1° DANS LA PARTIE EFFICIENTE DE MES INSTRUMENTS :

— Au point de vue des lames, je crois pouvoir dire que j'ai inauguré les lames en pointe bitranchante (bistouri d'une seule pièce et couteau yatagan) pour décoler plus efficacement les plans tissulaires ou pour le taillage en biseau de la peau dans les essais que j'ai fait depuis longtemps pour obtenir des cicatrices biseautées tendant à l'invisibilité; j'ai inauguré aussi, en coutellerie chirurgicale, la lame plate en tôle d'acier de Sheffield se substituant aux lames d'épaisseur triangulaire dans mon bistouri à lames interchangeables.

— Au point de vue des mors, j'ai appliqué contre le dérapage des pinces, le système plus fin et plus multiple d'adhérence des mors en râpe, et j'ai créé les mors sigmoïdes élastiques en larges cuillers, fenêtrés de mon hystérolabe, et aussi des mors en rouleaux mobiles.

— Au point de vue des valves, j'ai créé une valve en cœur promontarienne, pour la contention de l'intestin dans mon interostal, puis la valve fenêtrée et striée non dérapante pour l'écartement des muscles dans mon myodistenseur crural, enfin des valves supérieures vaginales graduées pour mon vaginostat où elles sont soutenues sans le secours d'un aide, par une anse porte-valve qui fait pont.

2° DANS LA PARTIE DE MANIEMENT DE MES INSTRUMENTS :

Au point de vue manche, j'ai inauguré le manche latéral dans la gouge pour chirurgie osseuse, par ma gouge-enclume.

— Au point de vue anneaux, j'ai appliqué pour la première fois les anneaux de prise des ciseaux ordinaires qui s'écartent ou se rapprochent à angulation, à un instrument à branches d'écartement parallèles, dans mon écarteur intercostal.

— Au point de vue levier, j'ai trouvé une extrémité de maniement par un crochet latéral où s'engage le pouce qui peut à la fois soulever le levier ou l'appuyer fortement, comme dans mon porte-aiguille à levier sans crans et dans mon passe-fil.

3° DANS LA PARTIE D'ARTICULATION ET DE FIXATION DE MES INSTRUMENTS :

— Au point de vue fixation par accrochage par béquille, je suis arrivé à supprimer tout appui extérieur dans le support de la géniale valve sus-pubienne de Doyen et à éviter la fourche interfémorale de ce grand créateur, en fixant le manche de la valve qui présente une graduation de trous à un crochet supporté par une béquille latérale, fixée à une des branches de mon laparostat porte-valve.

Au point de vue de fixation par accrochage par crémaillère, j'ai, le premier, utilisé la crémaillère transversale *sur l'instrument lui-même, sans pièce surajoutée, comme dans mon laparostat simple, instrument curieux en ce sens qu'il se compose d'un simple fil de fer contourné de telle sorte qu'il réalise les parties différentes de l'écarteur : branches, valves, ressort, crémaillère;* j'ai aussi utilisé une crémaillère longitudinale, *dans la disposition en arbalète de mon myodistenseur;* puis une crémaillère circulaire horizontale *dans la disposition à articulation centrale de mon entérostat; et aussi une crémaillère circulaire placée de champ dans la fixation à des inclinaisons diverses de l'anse soutien de la valve supérieure de mon vaginostat; et, enfin, une crémaillère verticale dans mon porte-aiguille à crans d'arrêt.*

Au point de vue fixation par coinçage, j'ai utilisé et inauguré : le coinçage par porte-à-faux *des branches porte-valves sur glissière ovalaire dans mon écarteur intercostal,* le coinçage par vissage *du manche plat et biseauté de la valve dans une encoignure rentrante dans mon vaginostat, et, enfin, le* coinçage par articulation *à la fois dans une mortaise et une coulisse, dans mon bistouri à lames interchangeables. On a bien voulu reconnaître à ce dernier système de fixation le caractère d'une création originale complète et applicable dans l'avenir à d'autres instruments.*

4° DANS LA PARTIE DYNAMIQUE DE MES INSTRUMENTS :

· *J'ai basé sur la puissance du ressort, un certain nombre de mes instruments, cherchant à réaliser l'autostatisme et l'automatisme qui présentent les grands avantages du placement rapide et en partie spontané et de la dispense de l'aide à ce point de vue, ainsi : dans mon écarteur autostatique à râteaux, dans mon laparostat, mon laparostat porte-valve, mon entérostat, mon myodistenseur crural, etc., j'ai utilisé surtout le ressort par aplatissement en lame flexible d'une partie intermédiaire de l'instrument.*

Qu'il me soit enfin permis de dire, à propos de mes instruments :

— Que j'ai créé les noms d'*hystérolabe* (préhenseur de l'utérus), de *laparostat* (écarteur abdominal) qui ont été adoptés et vulgarisés partout pour nommer des instruments similaires, ainsi qu'on peut le voir dans beaucoup de livres et de catalogues.

— Que j'ai, le premier, en chirurgie abdominale et pelvienne, en 1904, étant chef de clinique du Professeur Pozzi, à Broca, *associé très utilement pour plus de jour et d'immobilisation,* les écarteurs abdominaux (celui de Gosset, en particulier) aux valves sus-pubiennes (celle surtout de Doyen à fourche interfémorale).

— Et que, le premier aussi, au Congrès français de Chirurgie de 1907, j'ai exposé, dans un but de démonstration, des *instruments nouveaux en place, sur des moulages en plâtre coloriés, faits sur cadavre,* avec l'obligeance de M. Rieffel, chef de l'École Pratique, et la collaboration savante de mon ami Robert Proust, agrégé de laFaculté.

SYNTHÈSE GÉNÉRALE

(J'ai pensé qu'il serait pratique et utile de résumer dans ces sortes de versets la substance de ce livre).

1

La chirurgie est à la fois une science et un art: une science qui a recours à la multiplicité des sciences biologiques, physiques; un art qi laisse toute son ampleur à la personnalité de celui qui l'exerce.

2

Une analyse et une synthèse instrumentales s'imposent: j'ai essayé de les faire. Une étude du côté mécanique de la chirurgie doit trouver sa place dans son enseignement afin que le vrai opérateur soit un ouvrier pleinement conscient de son action et supérieurement organisé dans les moyens de cette action.

3

L'avenir de la chirurgie n'est pas de disparaître, mais de changer seulement: *la chirurgie suit les métamorphoses de la médecine, mais ne s'en sépare pas:* elle s'adapte sans cesse et se substitue: son histoire montre que, jusqu'ici, elle a fait un continuel interéchange et que, lorsqu'elle perdait quelques-unes de ses applications, elle en trouvait d'autres presque aussitôt. *La thérapeutique est une:* la chirurgie n'en est qu'une branche soumise à toutes les fluctuations de la recherche et de la trouvaille; il n'y a pas de cloison étanche entre la médecine et la chirurgie; le même esprit médical doit présider à l'exercice de l'une et de l'autre. *La médecine sans l'idée chirurgicale, la chirurgie sans l'idée médicale ne trouvent pas leur équilibre et sont dépourvues de leurs directives entières.* Il importe peu, au point de vue supérieurement scientifique comme au point de vue final du réalisme thérapeutique de guérison, que leurs domaines respectifs s'élargissent ou se rétrécissent, et exprimer des espérances anticipées dans un sens ou dans l'autre n'est qu'un exercice vain ou une naïve puérilité.

4

L'instrumentation, dans ses idées et ses réalisations essentielles, ne présente pas toute la nouveauté que la plupart des profanes et même beaucoup de professionnels qui ne sont que des récolteurs et des « appliquants » des idées et des découvertes, sans souci intellectuel de leur filiation, se figurent. Cependant l'instrumentation s'est perfectionnée d'une façon extraordinaire et surtout s'est multipliée formidablement dans ces trente dernières années en raison des voies qui se sont ouvertes tout à coup à l'horizon de la chirurgie.

5

L'instrumentation chirurgicale suit d'assez près le progrès de la mécanique et de l'instrumentation industrielles: comme ces dernières *elle va dans le sens d'une vitesse, d'une précision et d'un rendement accrus.* L'instrumentation de la chirurgie n'a pas besoin d'organismes formidables ni compliqués; mais il est à remarquer que l'acquisition d'un détail, auquel les hommes comme toujours, et partout, et en tout s'étonnent de ne pas avoir pensé auparavant, entraîne les effets les meilleurs et les plus favorables conséquences, en raison même de la *matière vivante sur laquelle œuvre la chirurgie,* et en rapport avec l'anatomie et la physiologie humaines.

6

Le perfectionnement de l'instrumentation donne plus de sécurité aux opérations, et bien des malades doivent la vie à des instruments qui ont permis d'agir avec plus de netteté et de sécurité.

7

Les œuvres de la main sont génératrices d'idées le cerveau commande à la main, mais celle-ci l'inspire.

8

La main a cessé d'être une patte pour devenir *l'organe de suprême intelligence réalisatrise* et de suprême raffinement.

9

Il existe une *philosophie de l'instrumentation,* c'est-à-dire un ensemble d'idées générales qui synthétisent ce qui se dégage des faits particuliers pour en tirer des directives utiles.

10

Si l'instrumentation se perfectionne, *la main n'en conserve pas moins son rôle primordial:* la part individuelle reste toujours immuablement la même; elle s'applique différemment, voilà tout. Si l'instrument chirurgical centuple parfois l'action de la main, la main centuple aussi l'action de l'instrument.

11

Il faut créer beaucoup d'instruments nouveaux en vertu de la loi qui veut que *tout outil nouveau favorise l'éclosion d'idées nouvelles:* même d'un essai infructueux ou d'une idée même fausse, par contraste, peuvent naître une pensée à terme et une idée juste.

12

Pour une raison industrielle ou commerciale, bien des instruments sont faussement attribués; d'ailleurs, avant de « lancer » une soi-disant nouveauté, *l'information s'impose, car bien des idées premières ont été déjà réalisées.* Très peu nombreux sont les chirurgiens qui ont vraiment créé un instrument, et par l'idée réelle et neuve et par une participation authentique à son édification.

13

L'idéal de la chirurgie est de pouvoir opérer sans aides, aides directs du moins. *Tout instrument perfectionné diminue l'action de l'aide ou la supprime.* Le chirurgien, alors qu'il dépend de tant de choses, doit opérer avec l'esprit qu'il ne dépend de personne.

14

En chirurgie, pas de sentiment; il faut avoir une âme de fer avec des instruments d'acier et des doigts de velours: *le sentiment est réservé* au malade, et le meilleur moyen de lui prouver est d'opérer uniquement dans son intérêt sans souci de paraître inflexible et sans tendresse à son entourage quand il fléchit.

15

La chirurgie vraiment organisée ne doit se faire qu'en équipe: je considère que le médecin doit faire partie de cette équipe chirurgicale, mais à sa place: à titre médical. *Un grand opéré ne doit pas l'être sans la présence de son médecin.*

16

La rapidité opératoire doit se rapporter à *la brièveté globale d'une opération;* elle a donc des rapports étroits avec le progrès de l'instrumentation : celle-ci joue un rôle de premier plan dans ce que je pourrais appeler *l'horaire d'une opération.*

17

Par *dynanisme et taxisme opératoires,* j'entends l'ensemble des forces et des mouvements utilisés dans les opérations. Cette analyse et cette coordination des mouvements élémentaires qui sont à la base des actes si divers d'une opération, n'a jamais été tentée, je crois, et j'ai essayé de l'exposer: elle a une première utilité, c'est de servir de base à une classification des instruments.

18

Les *mouvements élémentaires* se réduisent à: presser, tirer, pousser, tourner, élever, abaisser un instrument donné; ces mouvement se font d'une façon ou unique ou alternée, ou répétée ou combinée, avec des degrés très nuancés de rapidité et de force.

19

Au point de vue physiologique humain, ces mouvements se passent principalement dans la main, l'avant-bras, le bras et même l'épaule qui contiennent les masses musculaires motrices. Mais c'est *une erreur de croire que la main seule agit dans la plupart des actes chirurgicaux:* elle se contente parfois de jouer un rôle statique, passif, alors que c'est l'avant-bras, le bras ou l'épaule qui jouent le rôle dynamique, actif.

20

Dans la motricité humaine, ce n'est pas tant la *morphologie musculaire, myologique,* qu'il faut considérer, comme on a l'habitude de le faire, que la *morphologie arthrologique.* Le muscle, c'est la puissance, mais l'articulation c'est le centre mobile où s'engendrent les directions à donner aux leviers squelettiques.

LXXVI

21

En dernière analyse, la Pression, la Traction, l'Impulsion, la Torsion, l'Elévation, l'Abaissement sont les *mouvements irréductibles* par lesquels se manient tous les instruments : *presser, tirer*, résultent d'une flexion multiple, *pousser* résulte d'une extension, *tordre* d'une rotation ou d'une circumduction, *élever* en général d'une abduction et *abaisser* d'une adduction; mais la plupart de ces mouvements sont d'origine polyarticulaire.

22

Les opérations peuvent être divisées en *opérations sanglantes* et *opérations non sanglantes;* le rôle instrumental y a une importance souvent égale; en tout cas, il faut se souvenir, *à l'encontre de ce que croit le profane que le rôle du chirurgien n'est pas de verser le sang, mais de l'arrêter.*

23

La synthèse de l'action opératoire comprend: 1° *la pénétration régionale* dans l'organisme; 2° *l'action thérapeutique chirurgicale* qui comprend des opérations diverses: opération exérétique, opération réparatrice, opération modificatrice, opération édificatrice, opérations isolées ou successives et associées, 3° *la fermeture du chemin parcouru dans la région anatomique.*

24

Le chirurgien, dans son action opératoire, devra obéir à un grand principe: se rapprocher de l'état anatomique normal, ou de *l'état anatomo-physiologique*, ou du moins de l'état physiologique, ce qui est l'essentiel.

25

En somme, la technique chirurgicale comprend, d'une façon générale, deux grands actes chirurgicaux: L'*Exérèse anatomo-pathologique*, la *Réfection anatomo-physiologique* que l'on réalise par deux sortes d'actions instrumentales, qui sont en dernière analyse la *Section* et la *Coaptation.*

26

Une étude d'ensemble de l'*Exérèse anatomo-pathologique* ou de la *Section ou Tomie* fait voir que cette Section ou Tomie est essentiellement polymorphe, mais que ses divers aspects se condensent en : une *Effraction anatomique*, une *Suppression pathologique*, une *Préparation édificatrice anatomo-physiologique*, poursuivant toujours les mêmes buts mais dont l'action se combine à l'infini.

27

Les modalités de la Section ou Tomie se réalisent par les procédés suivants: 1° l'*Effraction*, 2° l'*Evacuation*, 3° l'*Extraction*, 4° la *Suppression.*

28

On utilise: 1° l'*Effraction* soit pour s'ouvrir un passage opératoire à travers les régions anatomiques molles ou squelettiques, soit pour donner issue à des liquides normaux ou pathologiques, soit à des corps étrangers ou pathologiques, soit à des organes malades; 2° l'*Evacuation* soit pour évacuer des liquides normaux ,soit des collections pathologiques superficielles ou profondes, sanguines, séreuses, purulentes; 3° l'*Extraction*, pour extraire soit des parties anatomiques normales, soit des corps étrangers exotiques et accidentels ou autochtones par processus pathologique, soit des tumeurs liquides ou kystiques et solides; 4° la *Suppression* pour pratiquer soit l'exérèse organique partielle, soit l'exérèse organique totale.

29

Les moyens instrumentaux de l'*Exérèse anatomo-pathologique* ou Section se réalisent par des instruments primordiaux qui sont: 1° des instruments coupant par un tranchant, 2° des instruments coupant par sciage, 3° des instruments coupant par cautérisation, et par des instruments accessoires: pinces, crochets, tirebouchons, écraseurs, etc...

30

En somme, les instruments pour la partie exérétique de l'opération sont: *sectionneurs* (par tranchage, sciage, râclage, cautérisation); *extirpateurs* (par dégonflement ou évacuation, morcellement, écrasement, broiement préalables); *préhenseurs* (par pinçage, accrochage, harponnage, vissage).

LXXVII

31

La physiologie du maniement instrumental se réduit, comme nous l'avons vu, à diverses actions élémentaires qui très souvent se combinent et dépendent plus de la morphologie de l'instrument et de sa mécanique, que du but opératoire poursuivi.

32

Une étude d'ensemble de la *Réfection anatomo-physiologique, montre* que sous le terme général de *Coaptation* il faut comprendre tous les modes d'union des tissus séparés, soit par le traumatisme, soit par l'opérateur dans un but d'exérèse ou de modification anatomique.

33

Le plus souvent une opération est une combinaison de l'exérèse, de la réparation, de la modification ou de l'édification anatomique, et presque toute l'opération sanglante est une construction ou une restauration anatomique consécutive à une destruction pathologique.

34

Les modalités de la Coaptation peuvent être réparties sous les trois chefs suivants: 1° *la Ligature* (ligature des parties molles et des parties squelettiques: la ligature vasculaire est la principale; elle est à la base de la chirurgie); 2° *le Clouage et le Vissage* (surtout utilisés en chirurgie osseuse); 3° la *suture* qui applique les uns contre les autres les divers plans anatomiques et répare les solutions de continuité; la suture est si importante en chirurgie que *le chirurgien qui passe pour un coupeur auprès du profane doit être surtout considéré comme un grand couturier.*

35

A côté des modalités principales de la Coaptation j'ai groupé des moyens adjuvants ou complémentaires sous les noms de: *stabilisation* (dont le principal caractère est l'écartement), *préhension* (dont la caractéristique est la prise de l'organe sans porter atteinte à son intégrité), *protection* (dont le but essentiel est d'éviter la blessure d'organes importants sous-jacents), *stase temporaire ,exploration, dilatation,* etc., etc.

36

Les moyens instrumentaux de la *Réfection anatomo-physiologique* ou *Coaptation* sont : 1" pour la ligature : toutes les pinces hémostatiques, des aiguilles passe-fils, des aiguilles accroche-fils; 2° pour le clouage et le vissage : les forets, vrilles, tournevis, vilbrequins; 3° pour la suture : toutes les aiguilles simples et à manche avec ou sans poussette, pédale, etc.; 4° pour les actions complémentaires : principalement tous les écarteurs, valves, spéculums, etc.

37

La *physiologie du maniement instrumental* pour la réfection anatomo-physiologique, a également son siège dans tout le membre supérieur et non pas simplement à la main qui joue souvent un rôle passif, malgré les apparences; *cette physiologie motrice est polyarticulaire et non pas simplement digitale.*

38

Cette étude d'ensemble de l'opération, en général, exposée en deux parties sous le nom d'*Exérèse anatomo-pathologique* ou Section ou Tomie et de *Réfection anatomo-physiologique* ou Coaptation, a pour but de servir de base à une classification rationnelle de la morphologie instrumentale, et de faire conclure à la notion pratique qu'il ne suffit pas de posséder des instruments utiles, mais de les manier avec plus de rendement et de dextérité grâce à un entraînement par *culture physique appropriée des organes anatomiques moteurs.*

39

Si la création matérielle est le point de départ de nouveaux concepts et si le développement de l'outillage entraîne celui des idées, on peut dire également que *le mouvement physiologien se développant, en se multipliant et en se perfectionnant crée à son tour de la pensée.* De plus, par l'habitude et l'entraînement, les *mouvements pensés deviennent instinctifs* et font que les réflexes atteignent une précision et une rapidité extrêmes. Le sens moteur peut se développer et s'empreindre d'un caractère intellectuel.

40

C'est la façon dont le chirurgien évolue avec plus ou moins d'aisance, au milieu de tous ces actes multiples réalisés par le dynamisme et le taxisme opératoires, et dans une participation personnelle, physiologique, originale, qui constitue son *style opératoire.*

41

Par ce que j'appelle la *culture physique chirurgicale*, le chirurgien doit cultiver ce que je nomme le *sens taxique* ou du mouvement, principalement localisé à la main et à l'avant-bras, car la main agit en même temps qu'elle reçoit des sensations tactiles.

42

L'immense différence, avec les autres professions à caractère manuel et où se démontre souvent tant de prodigieuse adresse, c'est que l'habileté, l'adresse que le chirurgien doit prouver se fait sur une matière, la plus précieuse, celle qu'on ne remplace pas si on a échoué dans l'œuvre de main : la chair animée et vivante, dont la moindre section tend une inondation du sang qui cherche à rompre ses digues. *C'est le torrent circulatoire qui précipite l'ondée sanguine prête à jaillir et à cacher la vue du travail qui fait, à la fois, le péril et la difficulté de la chirurgie.*

43

La précision, la netteté et la vitesse sont donc des qualités essentielles qu'il faut développer *en éveillant de très bonne heure la pensée motrice aboutissant ensuite à des réflexes impeccables : il faut cultiver les mouvements originels* par lequel seront maniés les instruments.

44

Il est utile de rappeler qu'il est nécessaire, autant que possible, de *développer à égalité l'habileté de la main gauche et celle de la main droite.*

45

Par la culture physique raisonnée en vue de l'action chirurgicale, le chirurgien doit tendre à devenir un athlète, car la chirurgie, je ne crains pas de le dire, par un de ses aspects si divers et par les vertus et les aptitudes qu'elle nécessite, doit être considérée comme *un sport autant qu'une science et un art,* et j'appelle athlète un homme agile et prompt, ayant du coup d'œil et de la décision.

46

Je me suis efforcé d'établir une classification des instruments chirurgicaux. *Une classification, pour si imparfaite qu'elle soit, c'est toujours de l'ordre et une clarté.* Aussi un cadre mnémotechnique est toujours utile, car il permet de faire entrer le particulier dans le général qui, lui, présente des principes essentiels. Je n'ai la prétention, dans cet essai, que d'avoir dégrossi le travail que d'autres pourront ainsi plus facilement affiner.

47

Une classification, qui s'impose tout d'abord, au point de vue de l'ordre pratique en tout cas, c'est celle qui repose sur *l'ordre anatomique d'application chirurgicale* : chirurgie générale, chirurgie spécialisée, instruments suivant les organes ou suivant les régions anatomiques. C'est celle que j'ai suivie, à la fin de ce travail, pour la présentation de mes propres instruments.

48

Mais au point de vue véritablement synthétique des idées, comme au point de vue du rapprochement des faits qui peuvent susciter ces idées ou provoquer de nouvelles recherches ou de nouvelles applications, en faisant faire au chirurgien et au fabricant des emprunts fructueux à travers les cloisons trop serrées qui séparent les diverses spécialités, la classification la plus intéressante est celle, plus générale, qui sera en rapport avec les *formes instrumentales essentielles.* Ce que j'appellerai la *morphologie instrumentale* n'a jamais, à ce qu'il me semble, été étudiée dans son ensemble et, cependant, c'est elle qui est la plus propre à faire réfléchir sur les formes se réduisant à des types séculaires, sur les mécanismes, c'est-à-dire sur la *physiologie matérielle de ces formes,* et enfin, sur le maniement, c'est-à-dire sur la *physiologie vivante de ceux qui sont appelés à se servir, suivant un maximum d'effet, de ces mêmes formes* à applications si diverses.

49

Après de grands tableaux synoptiques, où je montre les cadres possibles dans lesquels on peut faire rentrer, rationnellement, l'instrumentation, dans un grand chapitre, j'ai essayé d'exposer *les bases synthétiques sur lesquelles cette instrumentation aura tendance à s'appuyer pour se perfectionner ou progresser.* Ces bases sont : *anatomiques et physiologiques,* c'est-à-dire concernant l'homme lui-même : opéré et opérateur; et *morphologiques et mécaniques,* c'est-à-dire concernant l'instrument lui-même : dans sa forme et dans sa fonction ou son mécanisme.

50

Pratiquement, l'anatomie humaine est immuable; mais la science anatomique évolue et progresse dans le sens de la précision et dans l'intelligence utilitaire des rapports. Elle a permis de connaître mieux maintenant *les voies d'abord ou d'accès* des organes et *la répartition départementale de l'irrigation artérielle* qui a permis d'établir des techniques rationnelles et précises. Le progrès de l'anatomie rejette de plus en plus la part du hasard et de l'inconnu dans l'opération. *Même sous le bouleversement anatomo-pathologique, on pourra toujours retrouver les clefs d'une opération qui sont presque constamment les mêmes; il s'agit de les posséder et de ne pas les égarer.* Les instruments savent mieux qu'autrefois où ils vont et beaucoup d'organes affreusement redoutés ne le sont plus. Le progrès de l'anatomie utilitaire a abouti, en même temps qu'à des techniques plus simplifiées, à une confection instrumentale adéquate. En somme, la *morphologie anatomique* suscite une *morphologie instrumentale*, soit pour se faire jour, soit pour conserver l'avantage du chemin acquis, soit pour exécuter les actes principaux de l'opération.

51

De par la pratique même de la chirurgie, le *chirurgien est l'anatomiste le plus complet*, parce que, seul, il connaît *l'anatomie vivante, celle qui saigne, celle qui est en fonction.* La connaissance de l'anatomie implique aussi pour le chirurgien la connaissance parallèle de la physiologie de l'organisme sur lequel il agit : *le but de la chirurgie est physiologique.* Les découvertes physiologiques peuvent apporter des bouleversements tels, qu'elles peuvent à la fois entraîner à la création de nouveaux instruments et à la suppression de certains autres. Si le chirurgien connaît l'anatomie de son semblable, l'opéré, il connaît, par conséquent, la sienne et peut y puiser la notion de ce qu'il doit de perfectionnement de son propre organisme, pour le maximum de ce qu'il pourra en faveur de la vie et de la santé d'autrui, par le *développement et la régularisation de son influx nerveux, de son flux circulatoire, de sa mobilité articulaire et de sa puissance musculaire.*

52

En fait d'instruments. l'ensemble de leurs formes dans leurs diversités et leurs similitudes, c'est, en somme, *leur anatomie*, et l'ensemble de leurs mécanismes, *c'est leur physiologie.* Il y a en effet, un lien étroit entre l'organisme et l'instrumentation destinée à agir sur lui, et l'anatomie et la physiologie humaines commandent, sous le rapport de la création, *cette morphologie et cette mécanique instrumentales.*

53

Cette pensée m'a amené à passer en revue dans un grand chapitre, ce qu'on peut distinguer d'essentiel dans la morphologie instrumentale et les *formes originelles suivant* les destinées de leur action.

54

La partie exérétique de l'opération exige des instruments primordiaux : sectionneurs (par tranchage, sciage, cautérisation) et des instruments secondaires, auxiliaires, préhenseurs (par pinçage, accrochage, vissage, leviage) auxquels on peut joindre ceux qui réalisent l'écrasement ou le broiement (par tripsie).

55

On peut donner la définition suivante du *couteau* : tout instrument ayant une partie active tranchante à l'extrémité d'une autre partie pour la prise formant manche. *Le couteau est un instrument unilamellaire, non articulé.* Pour moi : ciseaux à froid, gouges, curettes et même tubes tranchants sont des couteaux au même titre que bistouri et couteaux à amputation. La partie agissante, effective, tranchante des couteaux affecte les trois formes : ou *en lame*, ou *en cuiller*, ou *en tube*. Il est à remarquer qui si les fils tranchants varient infiniment de forme et de dimensions, les manches, de par leur caractère d'alliance étroite avec la main qui les saisit ont presque toujours la même longueur et, le plus souvent, le même volume, quelles que soient les différentes branches des spécialités chirurgicales. *Le manche est beaucoup plus immuable et beaucoup moins polymorphe que le tranchant en coutellerie chirurgicale.*

56

On peut définir les *ciseaux* : tous instruments articulés ayant une partie tranchante bilamellaire, dont le fil coupant est tourné, le plus souvent en dedans, puis une partie pour la prise formée de deux branches mobiles, mâle et femelle, et enfin, une articulation à l'endroit où la partie prenante se continue avec la partie tranchante : les ciseaux se composent donc de deux pièces mobiles et ayant une action parce qu'elles agissent ensemble et l'une à l'encontre de l'autre par coincement. Pour moi, au point de vue principe mécanique, les cisailles, les pinces-gouges et les instruments à emporte-pièce, en général, sont des ciseaux au même titre que les ciseaux ordinaires.

57

Originellement l'idée des ciseaux est certainement venue de ce qu'en aiguisant les couteaux l'un contre l'autre et en les juxtaposant par croisement, les fils tranchants se faisant face, s'imposait à l'esprit la pensée d'une force coupante d'une puissance extraordinaire, issue de deux tranchants opposés dont les forces opposées destinées à les faire agir, au lieu de se contredire, se totalisaient par le coincement.

58

La partie effective, tranchante des ciseaux, au point de vue général, affecte les deux formes : en lame, en cuiller; ces deux formes sont très variables : la forme en cuiller ou coquille est celle qui caractérise la partie agissante de ces ciseaux particuliers qu'on appelle des pinces-gouge. *La partie de la prise pour le maniement* présente deux types principaux : le type en branches à anneaux dont le maniement s'effectue par le pouce et le médius, le type en branches simples, dont le maniement s'effectue avec toute la puissance de la main. *La partie unissante ou intermédiaire* est une articulation par simple croisement. La force de section des ciseaux est en raison directe de la longueur des branches; les ciseaux sont, en quelque sorte, des leviers articulés inverses. De même que pour le couteau, en général, les branches de prise et de maniement des ciseaux, en général, sont beaucoup plus immuables que la partie tranchante, très polymorphe; en somme, depuis un temps immémorial on n'est pas sorti des deux types essentiels que j'ai décrits.

59

Les instruments à *lames ou fils sciants* coupent en ligne droite, incurvée ou circulaire, et ces instruments se rapportent à quatre types principaux : en lame rigide, en chaine flexible (lame plate dentée ou lame en couronne dentée, plus les scies circulaires et les fraises), en fil rigide par tension (fil en torsade : Gigli), en *tige rigide* (tige en torsade: de Martel), en *chaine flexible* (maillons type de l'écraseur Chassaignac; c'est la scie polyarticulée).

60

Les instruments à *lames et fils cautérisants* ne sauraient être des instruments d'exérèse parfaits, car celle-ci suppose, presque toujours une réfection anatomique consécutive qui n'a chance de réussite que sur des tissus vivants.

61

Les instruments de tripsie ou d'écrasement que j'appelle *histotribes* sont entrés assez récemment dans la pratique chirurgicale : il ne faut pas oublier que *c'est Doyen qui en fut l'initiateur général*, car il l'appliqua surtout aux vaisseaux (angiotripsie) et aussi à l'intestin: c'est surtout à Souligoux qu'on doit surtout l'application plus étendue à la chirurgie de l'intestin. Mais presque tous les écraseurs de tissus sont des dérivés de celui de Doyen, à part celui de de Martel.

62

Parmi les instruments à suture, qui présentent des variantes si nombreuses, il faut retenir ceci : que dans les aiguilles à manche le chas est à l'avant, tout près de la partie piquante. Comme nouveauté apparue il y a 30 ans environ, il faut signaler le chas mobile suivant la trouvaille ingénieuse de Reverdin.

63

Sous le nom d'*instruments de stabilisation*, j'ai fait un groupement spécial de tous les instruments d'écartement des cavités à ouverture naturelle, ou des plaies et des cavités à ouverture artificielle par section chirurgicale : ils comprennent la série des écarteurs univalves et à manche jusqu'aux écarteurs autostatiques plurivalves, en passant par la série des spéculums.

64

Une des caractéristiques des *instruments de stase temporaire* (vasculaire ou intestinale) est leur action de compression modérée par *l'élasticité des mors* : j'ai cependant, avec Loewy, introduit la pince à *rouleaux*, qui constituent des mors mobiles et à *refoulement*. La ca-

LXXXI

ractéristique de certains instruments d'exploration est la *malléabilité de* la tige; celle des *instruments de dilatation* est tantôt le *calibrage progressif,* tantôt la dilatation par excentricité des mors.

65

A propos des bases synthétiques mécaniques ou cinétiques de l'instrumentation, il faut considérer les *mécanismes primordiaux,* et par mécanisme, il faut entendre le mode d'agencement des diverses pièces qui composent un instrument, agencement qui permet le mouvement de ces pièces les unes sur les autres et le transport de la force au point d'application. Vus sous ce rapport, *quantité d'instruments n'ont pas du tout de mécanisme* : ils agissent uniquement par leur partie effective, tranchante ou piquante, par exemple, à laquelle l'organisme de l'opérateur imprime les mouvements nécessaires. Quant aux *instruments qui possèdent un mécanisme,* ce mécanisme est généralement très simple et se réduit à des modes élémentaires qui sont : le *mécanisme par articulation* (la plupart des instruments sont monoarticulés, il en est cependant de polyarticulés); au point de vue cinétique, l'articulation tend à réaliser à l'extrémité de l'instrument le mouvement d'opposition du pouce et de l'index; le *mécanisme par élasticité ou par ressort,* dans lequel une pièce métallique déplacée tend à revenir spontanément à sa place première en effectuant un mouvement et en dégageant une force. On conçoit que la force de résistance incluse dans un instrument par l'intermédiaire d'une partie érigée en ressort, soit utilisable au point de se substituer partiellement à l'opérateur et à contribuer, dans des proportions plus ou moins importantes, à l'automatisme de l'instrument. D'une façon générale, le ressort affecte les formes principales suivantes : aplatie en lame, aplatie en croissant, aplatie et enroulée en spire, cylindrique et spiroïdale, cylindrique longitudinale. La *fixation de la pression instrumentale, autrement le maintien temporaire du rendement de l'instrument se fait* par les modes principaux suivants : par vis, par crémaillère, par virole glissante, par coinçage.

66

En résumé, les bases synthétiques mécaniques et cinétiques de l'instrumentation font voir que *presque toute la cinétique instrumentale aboutit, en définitive, à une pression qui détermine les effets les plus divers, suivant les formes des parties effectives* (tranchantes, sciantes, piquantes, prenantes). Cette pression a pour but : ou d'agir directement sur les tissus et organes, ou de maintenir la prise acquise sur l'organe, ou de maintenir agencées les différentes parties composantes de l'instrument. Cette pression peut être *immobile* ou *mobile, concentrique* ou *excentrique, flexible* ou *inflexible.*

67

Si les créations du cerveau de l'homme semblent tout à coup avoir des bondissements inattendus et incalculables de conséquences, c'est qu'elles sont la *libération brusque de principes et de lois arrivées à la maturité d'éclosion par un travail millénaire de pensée en genèse. L'humanité tend à réinventer, suivant les mêmes types primordiaux en se guidant suivant les idées mères,* en lesquelles se trouve incluse la puissance des formes réalisables. En fait d'instrumentation on a souvent recommencé, croyant inaugurer, car il est certain que les formes essentielles, initiales et les mécanismes essentiels primordiaux sont depuis longtemps trouvés pour la plupart. Cependant, *un perfectionnement et un affinement nouveau se surajoutent incessamment à .cause des moyens nouveaux mis au service de la redécouverte.*

68

Un fait certain se dégage de l'examen de l'évolution de la technique instrumentale : c'est la *tendance mécanique de la chirurgie,* et il est évident que se glisse de plus en plus, dans les différents modes chirurgicaux, une *tendance plus ou moins accusée à l'automatisme,* dont, l'exemple le plus évident se manifeste dans la chirurgie osseuse. L'œuvre manuelle n'est point appelée à s'effacer, mais plutôt à se métamorphoser.

69

Une certaine similitude tend à s'établir entre la chirurgie et les industries qui travaillent la matière brute, dure ou souple, néanmoins la chirurgie gardera toujours un caractère particulier, à cause du sang, à cause des élaborations des fonctions organiques, *à cause de la vie, en un mot, sur laquelle elle œuvre.*

70

L'avenir de la chirurgie, sous le rapport de l'instrumentation et de l'outillage n'est pas que liée au développement des sciences mécaniques, mais aussi aux progrès et aux applications des

LXXXII

sciences physiques et des sciences chimiques. Je me suis hasardé à indiquer *quelques anti
cipations chirurgicales*, en ce qui concerne la lumière, la chaleur, le son, l'optique, l'électricité, les substances chimiques, coagulantes ou anticoagulantes, dissolvantes, colorantes.

71

Dans le cours de ce travail, j'ai analysé, disséqué, pour ainsi dire, l'anatomie instrumentale et
j'en ai synthétisé aussi le mécanisme, c'est-à-dire la physiologie. J'ai pu paraphraser le mot
célèbre de Claude Bernard : la *fonction crée l'organe*; on peut dire aussi, par analogie, *la
fonction fait l'instrument*.

72

Tout instrument perfectionné diminue l'action de l'aide ou la supprime, aussi, dans la recherche
d'une invention ou d'un perfectionnement instrumentaux, faut-il *s'orienter vers le mécanisme le plus simple et celui qui, tout en donnant le maximum de rendement, exige le
minimum d'efforts et de temps.*
Il faut s'astreindre également à *regarder par dessus le mur mitoyen*, et les spécialités ont
avantage à faire des incursions les unes chez les autres pour y puiser des idées et des
exemples.
Des stages pratiques devraient être faits par les chirurgiens dans les divers métiers manuels
qui peuvent avoir quelques affinités matérielles avec notre art chirurgical : il faudrait
être un bon ouvrier sur matière brute avant d'être ouvrier sur la matière vivante. *Le
chirurgien devrait être aussi, dans une certaine mesure, ingénieur. Le cinéma serait fort
utile à l'opérateur pour étudier la cinétique de son action opératoire et instrumentale.*

73

Dans mon instrumentation personnelle, je me suis efforcé d'inaugurer des formes nouvelles
et des mécanismes nouveaux : *dans la partie efficiente* de mes instruments, j'ai inauguré en : lames mors et valves; *dans la partie de maniement*, j'ai modifié au point de
vue : manche, anneaux, levier; *dans la partie d'articulation et de fixation*, j'ai innové un
accrochage par béquille, par crémaillère et par coinçage; *dans la partie dynamique*, j'ai
cherché, dans une grande mesure, l'automatisme et l'autostatisme.

⁂

Je ne saurais terminer ce travail, sans remercier mes amis COLLIN et BRUNEAU pour l'accueil
qu'ils ont toujours fait à mes essais d'intrumentation et pour leur collaboration professionnelle
à l'exécution de mes projets, devis, dessins et maquettes : ils ont contribué, en ce qui me concerne, à la défense des idées françaises d'instrumentation chirurgicale qu'en Allemagne on a
trop souvent plagiées; aussi me suis-je fait un devoir patriotique, en mission à l'étranger, pendant la guerre, de réaliser, en leur faveur, une exposition des instruments créés dans leurs Mai-
sons par mes collègues de France et de Belgique.

La Faculté de Médecine a bien voulu, cette année, me faire le très grand honneur de me
décerner son *Prix Barbier* pour récompenser *mon bistouri à lames interchangeables et l'ensemble de mon instrumentation.* Je remercie infiniment de sa bienveillance, mon éminent jury
composé de M. le doyen ROGER et des Professeurs J.-L. FAURE, GOSSET, LECÈNE.

Paris, 1ᵉʳ Mai 1923.

NOMENCLATURE DES NOMS PROPRES CITÉS DANS CE TRAVAIL

A

Abadie.
Albarran.
Albec.
Albertin.
Anel.
Auvard.
Auvray.
Azevedo.

B

Bazy.
Beaussenat.
Béliague.
Bender.
Billet.
Bourgery.
Bowman.
Bozeman.
Bretaudeau.
Bruneau.
Burty.

C

Camuset.
Cathelin.
Casséus.
Chaput.
Charrière.
Chassaignac.
Chassain.
Chauvel.
Cleveland.
Collin.
Coryllos.
Condamin.
Connell.
Corbière.
Cullen.
Cunéo.
Cusco.
Cushing.

D

Dartigues.
Dauriac.
Daviel.
Delagénière.
Delaunay Eugène.
Delbet Pierre.
Desjardins.

Desmarres.
Dieulafoy.
Doléris.
Doyen.
Drapier.
Dujarrier.
Dupuy de Frenelle.
Duval Pierre.

E

Ellinger.
Emmet.

F

Farabeuf.
J.-L. Faure.
Fein.
Fergusson.
Fiolle.

G

Garengeot.
Gaudin.
Gauthier.
Gigli.
Gosset.
de Graefe.
Grimaldos.
Gudin.

H

Hagedorn.
Hartman.
Hegar.
Heister.
Houzel.
Hovelacque.

I

Iselin.

J

Jaboulay.
Jacob.
Jacœl.
Jayle.
Jeanbrau.
Jonnesco.

K

Katz.

Kelly.
Kocher.
Kœberlé.
Kolhman.

L

Lambotte.
Lardennois.
Laroyenne.
Lecène.
Legueu.
Lemaire.
Lepage.
Lermoyez.
Lister.
Lœwy.
Lucas-Championnière
Luys.

M

Mac Ewen.
Maisonneuve.
Marcille.
Marion.
de Martel.
Martin.
Mathieu Louis.
Mayo.
Michel.
Moritz.
Moure.
Murphy.
Museux.

N

Nélaton.
Nicaise.
Noguès.

O

Ollier.
Ombrédanne.

P

Panas.
Paquelin.
Pasteau.
Pasteur.
Pauchet.
Payr.
Péan.

Petit Raymond.
Petit de la Villéon.
Pellet.
Péraire.
Pollosson.
Poncet.
Potain.
Pozzi.
Proust.

R

Récamier.
Reliquet.
Reverdin.
Ricard.
Richelot.
Rieffel.
Rolland.
Rougier.
Roux.
Ruault.

S

Schmitz.
Segond.
Sims.
Siredey.
Souligoux.

T

Témoin.
Templier.
Terson.
Terrier.
Thiersch.
Thiéry.
Thomson.
Trélat.
Tuffier.

V

Vacher.
Villar.
Volkman.

W

Wallich.
Weber.

Y

Young.

II

INDICATIONS

SUR LES INSTRUMENTS DE CHIRURGIE

INVENTÉS PAR LE DR DARTIGUES

FABRICATION

Ces instruments ont été fabriqués, sur mes dessins, plans et maquettes par :
La Maison Collin, de Paris, 10, rue de l'Ecole de Médecine.
La Maison Bruneau, de Paris, 4, place de l'Odéon.
La Maison Mathieu, de Paris, boul. Saint-Germain.
La Maison Bretaudeau, de Paris, rue Broca.
La Maison Rongier, de Paris.
La Maison Drapier, de Paris.

PRÉSENTATION

A la Société Française de Chirurgie, à Paris.
A la Société des Chirurgiens de Paris.
A la Société de Médecine de Paris.
A l'Association Nationale de Chirurgie.
A la Société de l'Internat de Paris.
A la Société de Médecine Militaire Française, au Val-de-Grâce.

PUBLICATIONS

Dans les Bulletins et Compte-rendus de la *Société de Chirurgie de Paris*, de la *Société de Médecine de Paris*, de la *Société des Chirurgiens de Paris*, de la *Société de l'Internat de Paris*, de l'*Association nationale de Chirurgie*, de la *Société de Médecine Militaire*.
Dans la *Presse Médicale*, la *Revue de Chirurgie abdominale et gynécologique*, le *Paris-Chirurgical*, la *Revue de Gynécologie et d'Obstétrique*, la *Technique médicale*, l'*Évolution médico-chirurgicale*, l'*Outillage médico-chirurgical*, etc.

EXPOSITIONS

1re Exposition *particulière* d'instruments au Congrès français de Chirurgie, Paris, octobre 1907, à la Faculté de Médecine de Paris.
1re Exposition qui ait été faite d'instruments montés et mis en place sur des *moulages de pièces anatomiques*, au Congrès français de Chirurgie, Paris, octobre 1909, à la Faculté de Médecine de Paris, moulages faits sur cadavre à l'Ecole pratique avec la collaboration de mon ami le Prof. agrégé Proust.
Exposition de ces instruments aux *Congrès français de Chirurgie*, tenus à la *Faculté de Médecine de Paris* (1907, 1909, 1910, 1912, 1913) et à la *Faculté de Strasbourg* (1921).
Exposition de ces instruments : à l'*Exposition Anglo-Latine de Londres* (1912), à l'*Exposition Internationale de Gand* (1913), à l'*Exposition Internationale de Lyon* (1914).
Expositions de ces instruments à l'*Hôpital Chirurgical français du Caucase*, à *Tiflis*, durant ma mission au Caucase, où une petite exposition des instruments français avait été faite en vue de la propagande dont j'avais été chargé par le Gouvernement (1918).

DIPLOMES

Grands diplômes d'honneur obtenus aux Expositions de Londres, de Gand, de Lyon.

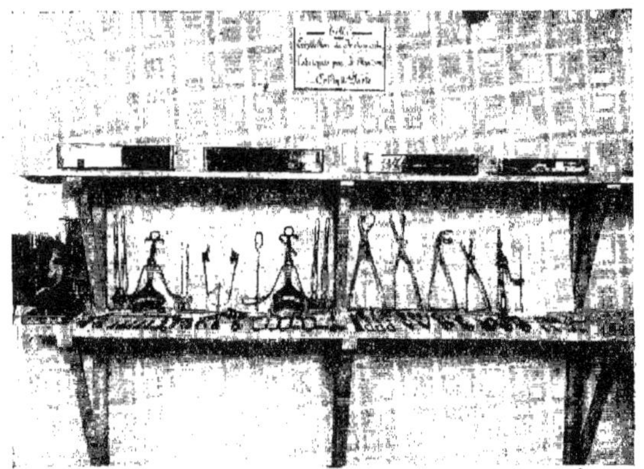

Exposition des instruments de chirurgie d'invention et de fabrication françaises.
(Mission sanitaire chirurgicale française du Caucase)
Tiflis 1917-1918

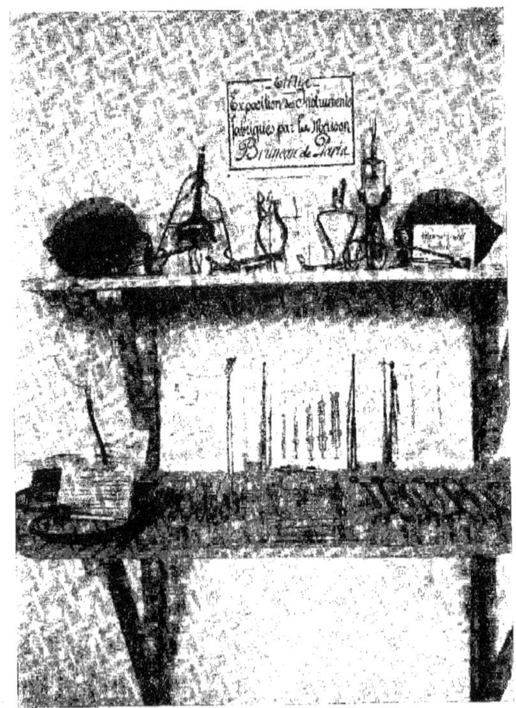

Exposition des instruments de chirurgie d'invention et de fabrication françaises.
(Mission sanitaire chirurgicale française du Caucase)
Tiflis 1917-1918

III

LISTE DES INSTRUMENTS DU DR DARTIGUES

SUIVANT L'ORDRE CHRONOLOGIQUE : BIBLIOGRAPHIE

Les dates correspondent à l'année de la création de l'instrument, la présentation et la publication ayant pu être faites plus tard).

1905

Porte-aiguille à levier et à crans d'arrêt (1er modèle). (Fabriqué par la Maison Collin. Présenté à la Société de l'Internat de Paris. *Bulletin de la Soc. de l'Internat*, 1905, p. 52).

Hystérolabe, ou pince à saisir l'utérus. (Fabriqué par la Maison Collin. Présenté à la Société de l'Internat de Paris. *Bulletin de la Société de l'Internat*, 1906, p. 99).

Ecarteur abdominal autostatique avec valve sus-pubienne. (Fabriqué par la Maison Collin, Représenté dans mon article: « La laparotomie en gynécologie », paru dans la *Revue de Chirurgie abdominale et de gynécologie*, N° 5, octobre 1906).

1906

Ecarteur vaginal autostatique quadrivalve. (Fabriqué par la Maison Collin. Exposé sur un moulage en cire du bassin et de la vulve, pris sur le cadavre par Dartigues et Proust, au Congrès français de chirurgie, Paris, 1906. Voir aussi *Bulletins de la Soc. de l'Internat de Paris*, 1906. p. 100).

Grands ciseaux droits et courbes pour laparotomies. (Fabriqués par la Maison Collin).

1907

Laparostat. 1er modèle: écarteur abdominal autostatique sans poignée. (Fabriqué par la Maison Collin. Présenté à la Société de l'Internat de Paris: *Bullet. de la Soc. de l'Internat*, 1907. Exposé sur moulage de cire colorée, fait sur cadavre à la Faculté, à l'Exposition du Congrès de Chirurgie, Paris, octobre 1907).

Longues pinces courbes à Hystérectomie abdominale. (Fabriquées par la Maison Bretaudeau).

Pinces hémostatiques longues. (Fabriquées par la Maison Bretaudeau).

1908

Laparostat ou écarteur abdominal (2e modèle) à crans d'arrêt. Fabriqué d'abord par la Maison Mathieu, puis par la Maison Bruneau. Présenté à la Soc. de l'Internat de Paris. *Bullet. de la Soc. de l'Internat de Paris*, 26 nov. 1908. Exposé à l'Exposition Anglo-Latine de Londres. Grand diplôme d'honneur.

Pince-aiguille à levier simple. Fabriqué par la Maison Mathieu, puis par la Maison Bruneau avec perfectionnements. Présenté à la Soc. des Chirurgiens de Paris. *Bullet. de la Soc. des Chirurgiens de Paris*, 19 mars 1909, p. 192).

Petit écarteur autostatique à ressort et à râteaux pour opérations non cavitaires et l'écartement des plaies. (Fabriqué d'abord par la Maison Mathieu, et maintenant par la Maison Bruneau, avec quelques modifications de détails. Présenté à la Société des Chirurgiens de Paris. *Bulletins de la Soc. des Chirurg. de Paris*, 5 mars 1909, p. 170. Exposé à l'Exposition Anglo-Latine de Londres 1912. Diplôme d'honneur.

— 3 —

1909

Pinces-patères pour opérations par la voie vaginale. (Fabriquées par la Maison Mathieu, puis par la Maison Bruneau (marque de fabrique déposée).

Ecarteur vaginal latéral bivalve à crans d'arrêt. (Fabriqué par la Maison Mathieu, puis par la Maison Bruneau (marque de fabrique déposée). Présenté à la Soc. des Chirurg. de Paris, 8 mars 1912. Voir *Paris-Chirurgical*, N° de mars 1912).

Plateforme à instruments, mobile à élévation et rotation pour opérations sans aides. (Construite par la Maison Rougier et exposée à l'Exposition du Congrès français de Chirurgie, Paris octobre 1909).

1910

Laparostat à crans d'arrêt, petit modèle, pour appendicite. (Fabriqué par la Maison Bruneau (marque de fabrique déposée). Présenté à la Soc. des Chirurgiens de Paris. Voir *Paris-Chirurgical*, 1910. Exposé à l'exposition Anglo-Latine de Londres 1912. Diplôme d'honneur).

1911

Laparostat porte-valve sus-pubienne. (Fabriqué par la Maison Bruneau (marque de fabrique déposée). Présenté à la Société de Chirurgie de Paris par le Professeur Segond. *Bullet. de la Société de Chirurgie*, juin 1911. Présenté par l'auteur à la Société des Chirurgiens de Paris, séance du 12 mai 1911. Voir *Paris-Chirurgical*, 1911, p. 138. Exposé à l'Exposition Anglo-Latine de Londres. Diplôme d'honneur).

1912

Vaginostat bivalve à poids. (Fabriqué par la Maison Bruneau (marque de fabrique déposée). Présenté à la Soc. de Chirurgie de Paris par le Professeur Segond, 7 février 1912. *Bullet. de la Société de Chirurgie*, 1912, p. 245). Présenté aussi par l'auteur à la Société des Chirurgiens de Paris, le 23 février 1912. Voir *Paris-Chirurgical*, N° de février 1912. Présenté également à la Société de Médecine de Paris, mars 1912. Voir *Bullet. de la Soc. de Médecine* 1912. A été exposé à l'Exposition Anglo-Latine de Londres 1912 (diplôme d'honneur) et au Congrès de Chirurgie de Paris, octobre 1912).

Petit colpostat latéral. (Fabriqué par la Maison Bruneau (marque de fabrique déposée). Exposé à l'Exposition Anglo-Latine de Londres 1912).

Enterostat: écarteur à valve sous-ombilicale pour maintenir les intestins dans la chirurgie pelvienne. (Fabriqué par la Maison Bruneau (marque déposée). Cet instrument devait être présenté à la Société de Chirurgie de Paris par le Professeur Segond, qui mourut peu avant. Il a été exposé à l'Exposition Anglo-Latine de Londres 1912 (diplôme d'honneur) et au Congrès français de Chirurgie, Paris 1912. Reproduit dans mon article du *Paris-Chirurgical :* Hystérectomie abdominale angiotripsique par pincement temporaire, 1912).

Pince-aiguille à levier et à crans d'arrêt (2ᵉ modèle) pour chirurgie abdominale et gynécologique. (Fabriquée par la Maison Bruneau (marque de fabrique déposée). Exposé à l'Exposition Anglo-Latine de Londres 1912 (diplôme d'honneur) et au Congrès français de Chirurgie. Paris 1912).

Pinces angiostatiques, courbes ou droites, à an eaux sans encoche et à mors en râpe (grand et petit modèle). (Fabriqué par la Maison Bruneau (marque de fabrique déposée). Exposées au Congrès français de Chirurgie, Paris 1912, et à l'Exposition Anglo-Latine de Londres (diplôme d'honneur).

Pince à pansements intra-utérins. (Fabriquée par la Maison Bruneau).

1913

Couteau-yatagan pour incisions cutanées biseautées, greffes épidermiques et cartilagineuses. (A été construit sur mes plans et indications par la Maison Collin, en novembre 1913, puis reconstruit en novembre 1915 pour les Hôpitaux de guerre 58 et 60 dont je fus le chirurgien. Présenté à la Société des Chirurgiens de Paris, le 1ᵉʳ mai 1914. Voir article: instrumentation chirurgicale: *Presse Médicale* du 10 février 1919).

1914

Attelle nasale pour maintenir la réduction des fractures des os propres du nez et de la branche montante du maxillaire supérieur.

— 1 —

1915

Pince-gouge à bec coudé pour évidements osseux. (Fabriqué par la Maison Collin. 1915).

Table opératoire en bois pour blessés de guerre. Utilisée tout d'abord à l'Hôpital 58 de la XVIIIe région .

Tréteaux opératoires spécialement pour les blessures du membre supérieur et du membre inférieur. (Utilisés tout d'abord dans les Hôpitaux de guerre 17, 58 et 60 de la XVIIe région).

1916

Bistouri à pointe bitranchante. (Fabriqué par la Maison Collin, mai 1916. Voir mon article: Instrumentation chirurgicale in *Presse Médicale*, 10 février 1919).

1917

Fistulomètre, pour explorer les longs trajets fistuleux. (Fabriqué par la Maison Collin, en 1917. Voir *Presse Médicale*, 10 février 1919).

Gouge-enclume à manche latéral. (Fabriqué par la Maison Collin, janvier 1917. Voir *Presse Médicale*, 10 février 1919).

Marteau à surface de frappe concave. (Fabriqué par la Maison Collin. Voir *Presse Médicale*, 10 février 1919).

Ecarteur intercostal à branches parallèles. (Fabriqué par la Maison Collin, février 1917. Voir *Presse Médicale*, 10 février 1919).

Myodistenseur crural automatique. (Fabriqué par la Maison Collin, juin 1917. Voir *Presse Médicale*, 10 février 1919. Présenté par le Professeur J. L. Faure à la Société de Chirurgie, 13 novembre 1918. *Bulletins de la Société de Chirurgie*, 1918. p. 1778).

1920

Pince intestinale à rouleaux ou à mors tournants. (Fabriquée par la Maison Bruneau. Présentée à la Soc. des Chirurgiens de Paris, 3 décembre 1920. Voir *Paris-Chirurgical*, N° décembre 1920).

Aiguille coudée à manche et à levier pour pédicules vasculaires. (Fabriquée par la Maison Bruneau. Présentée à la Société des Chirurgiens de Paris, 3 décembre 1920. Voir *Paris-Chirurgical*, N° décembre 1920).

1921

Drain abdomino-vaginal en parapluie. (Fabriqué par la Maison Carlhière. Représenté dans mon article sur l'Hystérectomie abdominale avec drainage péritonéal direct, dans la *Presse Médicale* du 29 octobre 1921, N° 87. Présenté à la Soc. des Chirurgiens de Paris, le 18 novembre 1921. Voir *Paris-Chirurgical*, N° novembre 1921).

Bistouri à lames interchangeables. (Fabriqué par la Maison Bruneau. Présenté au Congrès de Strasbourg, 4 octobre 1921, par le Professeur J.-L. Faure. Présenté à la Société des Chirurgiens de Paris, le 4 novembre 1921. Voir *Paris-Chirurgical*, N° novembre 1921. Voir article *Presse Médicale* du 24 décembre 1921. art. in *Évolut. Médico-Chirurgicale* de décembre 1921. Présenté à la Société de Médecine de Paris, à la Société de Médecine militaire, janvier 1922).

1922

Masque et calotte opératoires.

Pince à manier l'intestin. (Fabriquée par la Maison Bruneau. Présentation à la Soc. des Chirurgiens de Paris, 1922).

I V

LISTE DES INSTRUMENTS DU DR DARTIGUES

SUIVANT L'ORDRE ANATOMIQUE D'APPLICATION CHIRURGICALE

I **CHIRURGIE** **GENERALE**	**Bistouris**	*Bistouri à pointe bitranchante.* *Bistouri à lames interchangeables.*
	Couteau	*Couteau-yatagan pour incisions biseautées, greffes épidermiques et cartilagineuses.*
	Ciseaux	*Grands ciseaux droits et courbes pour opérer à distance.*
	Pinces hémostatiques	*Pinces angiostatiques droites à mors en râpe.* *Pinces angiostatiques courbes à mors en râpe.*
	Aiguille	*Aiguille coudée à manche et à levier pour pédiculaires vasculaires.*
	Porte-Aiguilles	*Porte-aiguille à levier et à crans d'arrêt (1er modèle).* *Porte-aiguille à levier et à crans d'arrêt (2e modèle).* *Pince-aiguille à levier simple mû par l'extrémité du pouce.*
	Sonde	*Fistulomètre.*
	Ecarteur	*Petit écarteur autostatique à ressort et à râteaux pour l'écartement des plaies opératoires.*
	Table à instruments	*Plateforme mobile à élévation et rotation pour opérations sans aides.*
	Tables opératoires	*Table opératoire en bois pour blessés de guerre.* *Tréteaux opératoires pour opérations sur le membre supérieur et le membre inférieur.*

II

CHIRURGIE OSSEUSE

Pince-gouge puissante à bec coudé pour évidements osseux.
Gouge-enclume à manche latéral pour évidements osseux.
Marteau à surface de frappe concave.
Myodistenseur crural automatique.
Attelle nasale pour fracture des os propres du nez et de la branche montante du maxillaire supérieur.

III
CHIRURGIE THORACIQUE

Ecarteur intercostal à branches parallèles.

		Laparostat (1ᵉʳ modèle) : *écarteur abdominal autostatique sans poignée.*
IV		*Laparostat* (2ᵉ modèle) : *écarteur abdominal autostatique à poignée et crans d'arrêt, pour chirurgie gastrique et intestinale.*
CHIRURGIE		*Laparostat* (petit modèle), *pour appendicite.*
ABDOMINALE		*Pince intestinale à rouleaux ou à mors tournants, pour évacuer l'intestin.*
		Pince à manier l'intestin.

		Écarteur abdominal autostatique (système Vacher) *avec valve sus-pubienne.*
V	**A**	*Laparostat porte-valve sus-pubienne* (1ᵉʳ modèle, à vis).
CHIRURGIE	**Chirurgie pelvienne**	*Laparostat porte-valve sus-pubienne* (2ᵉ modèle) : *autostatique à déclanchement et fixation automatiques.*
GYNECOLOGIQUE	**(Voie haute)**	*Enterostat : écarteur à valve sous-ombilicale pour maintenir les intestins.*
		Hysterolabe ou pince-préhensive de l'utérus.
		Grandes pinces angiostatiques à mors en râpe pour ligaments larges et pédicules vasculaires.
	B	*Pinces-patéres pour opérations par la voie vaginale.*
	Chirurgie vaginale	*Écarteur vaginal autostatique quadrivalve.*
	(Voie basse)	*Écarteur vaginal latéral bivalve à crans d'arrêt.*
		Colpostat : petit écarteur vaginal à ressort.
		Vaginostat bivalve à poids.
		Drain vagino-abdominal en parapluie.

INSTRUMENTS DU Dr DARTIGUES

INVENTÉS POUR LA CHIRURGIE DE GUERRE

Pince-gouge puissante à bec coudé pour évidements osseux (1915).
Bistouri à pointe bitranchante (1916).
Fistulométre pour trajets fistuleux par plaies de guerre (1917).
Gouge-enclume à manche latéral pour évidements osseux (1917).
Marteau à surface de frappe concave (1917).
Écarteur intercostal à branches parallèles (1917).
Myodistenseur crural automatique pour fractures de cuisse (1917).

INSTRUMENTS DU Dr DARTIGUES

INVENTÉS SPECIALEMENT POUR OPÉRER SANS AIDES

« Tout instrument perfectionné diminue l'action de l'aide ou la supprime. »

DARTIGUES.

Plateforme mobile à instruments.
Petits écarteurs autostatiques à arc.
Pince-aiguilles à levier simple ou à crans d'arrêt.
Écarteur vaginal quadrivalve.
Écarteur vaginal latéral bivalve.
Colpostat latéral.
Vaginostat bivalve à poids.
Pinces-patéres pour opérations vaginales.
Laparostat porte-valve sus-pubienne.

V

DESCRIPTION DES INSTRUMENTS DU D" DARTIGUES

USAGE ET MANIEMENT

ICONOGRAPHIE

I

CHIRURGIE GENERALE

BISTOURIS

Bistouri à pointe bitranchante

Ce bistouri remplit tous les usages des bistouris ordinaires, mais sa forme et sa pointe *bitranchante* en font un instrument commode pour les dissections profondes et rapides, en *dédolant* les divers plans de clivage. Ce qui le caractérise comme construction, c'est qu'il est d'une *seule pièce*, lame et manche, et qu'il n'a pas l'inconvénient, par conséquent, de se désouder et de présenter de rainure. Le manche, de forme irrégulière et *plein*, présente un dos plus épais que le front et le met bien en main.

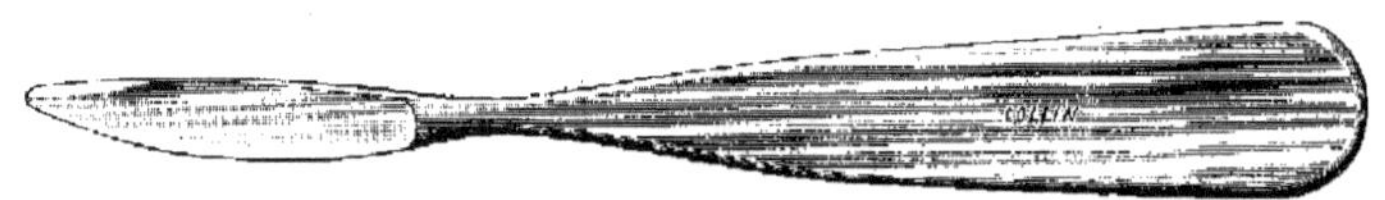

Bistouri à lames interchangeables

Le bistouri, comme la pince hémostatique, est à la base de l'instrumentation ou de l'outillage médico-chirurgical. Il faut faire tout le possible pour le perfectionner. C'est ce que j'ai cherché. Je crois être autorisé à dire que j'ai été assez heureux d'arriver à réaliser un réel progrès.

Trop souvent les bistouris ne coupent pas. C'est un grand ennui pour les chirurgiens. J'ai cherché à remédier à ce défaut en créant un bistouri *à lames interchangeables* dont j'ai confié la construction à mon ami Bruneau qui l'a parfaitement réussie.

Il fallait trouver de l'acier admirablement trempé, facilement découpable et renouvelable, ce qui était relativement aisé, mais il fallait trouver le mode le plus pratique et le plus rapide du montage de la lame : c'était la chose difficile.

Les lames sont en tôle d'acier de Sheffield, dite de Huntsman : j'en ai fait faire trois variétés. Le *manche porte-lames* se compose d'une branche mâle portant un pivot et une glissière d'appui et une branche femelle.

Il n'y a qu'à regarder les figures ci-contre pour comprendre la composition du nouveau bistouri et son montage qui se fait en 3 secondes et son démontage en 1 *seconde*.

Le chirurgien aura sous la main une série de lames contenues dans des tubes de chloroforme paraffiné qui en conserveront le tranchant en même temps que la stérilisation. Il pourra en changer pour chaque opération : *toute opération valant bien une lame !* Mieux encore, il pourra en changer au cours de l'opération, en quelques secondes, si elle est émoussée par un premier travail en tissus un peu durs.

Ce bistouri a encore un avantage, c'est qu'on peut mettre à l'autoclave seulement le porte-lames pour la stérilisation et se contenter de plonger le petit paquet de lames à utiliser dans le tube de chloroforme paraffiné (2 grammes de paraffine pour 100 de chloroforme), qui leur conservera le fil intégralement. Celui qui n'a pas encore utilisé ce bistouri pourrait critiquer à première vue l'épaississement que donnent à l'extrémité de l'instrument qui porte la lame les montants qui maintiennent la lame et en empêchent la flexibilité : mais ce n'est là qu'une apparence ; la partie utilisable de la lame a été calculée par moi, et la section est si nette que le bistouri n'est nullement arrêté dans son entaille et que les contreforts qui soutiennent le dos de la lame plongent sans être arrêtés dans la béance de la section. Il est même à noter que la lame étant plate et d'égale épaisseur s'enfonce avec plus de facilité que les lames ordinaires qui sont, en somme, prismatiques triangulaires.

Le bistouri à lames interchangeables n'intéresse pas que le chirurgien : il peut être de la plus grande utilité pour le praticien qui aura à sa disposition un instrument de durée indéfinie, parfaitement nettoyable et stérilisable qui ne l'obligera qu'à renouveler de temps en temps sa provision de lames. Les anatomistes, les étudiants pourront exécuter de très fines préparations et pourront trouver réalisés en un seul instrument une série de scalpels.

Par la permanence de son manche porte-lame, par ses lames renouvelables à bon marché, on est autorisé à dire que c'est le bistouri économique, ce qui n'est pas négligeable, sans compter l'avantage des fils toujours coupants.

Le bistouri est, depuis un temps immémorial, resté un instrument immuable et, en son type essentiel, on peut dire qu'il n'a guère varié depuis plusieurs siècles. Pour s'en convaincre il n'y a qu'à consulter les catalogues d'instruments de chirurgie, les anciens atlas de médecine opératoire et les collections d'instruments de l'antiquité et du Moyen-Age. Je crois être autorisé à dire que c'est la plus grande modification qu'il ait subie dans le sens d'un nouveau et réel progrès.

Mon ami le Professeur J. L. Faure a bien voulu me faire l'honneur de montrer aux chirurgiens congressistes de Strasbourg (octobre 1921), le maniement de mon *bistouri à lames interchangeables*.

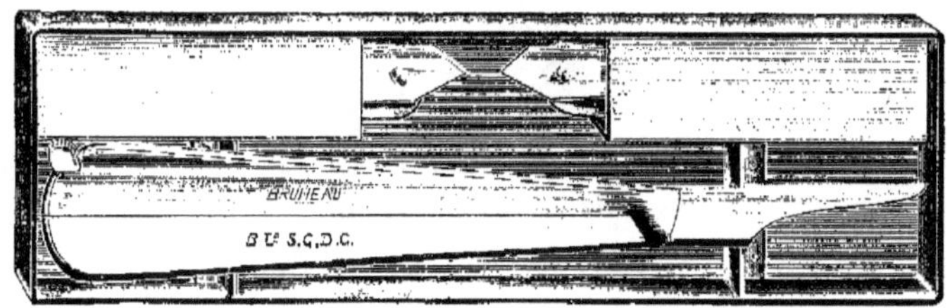

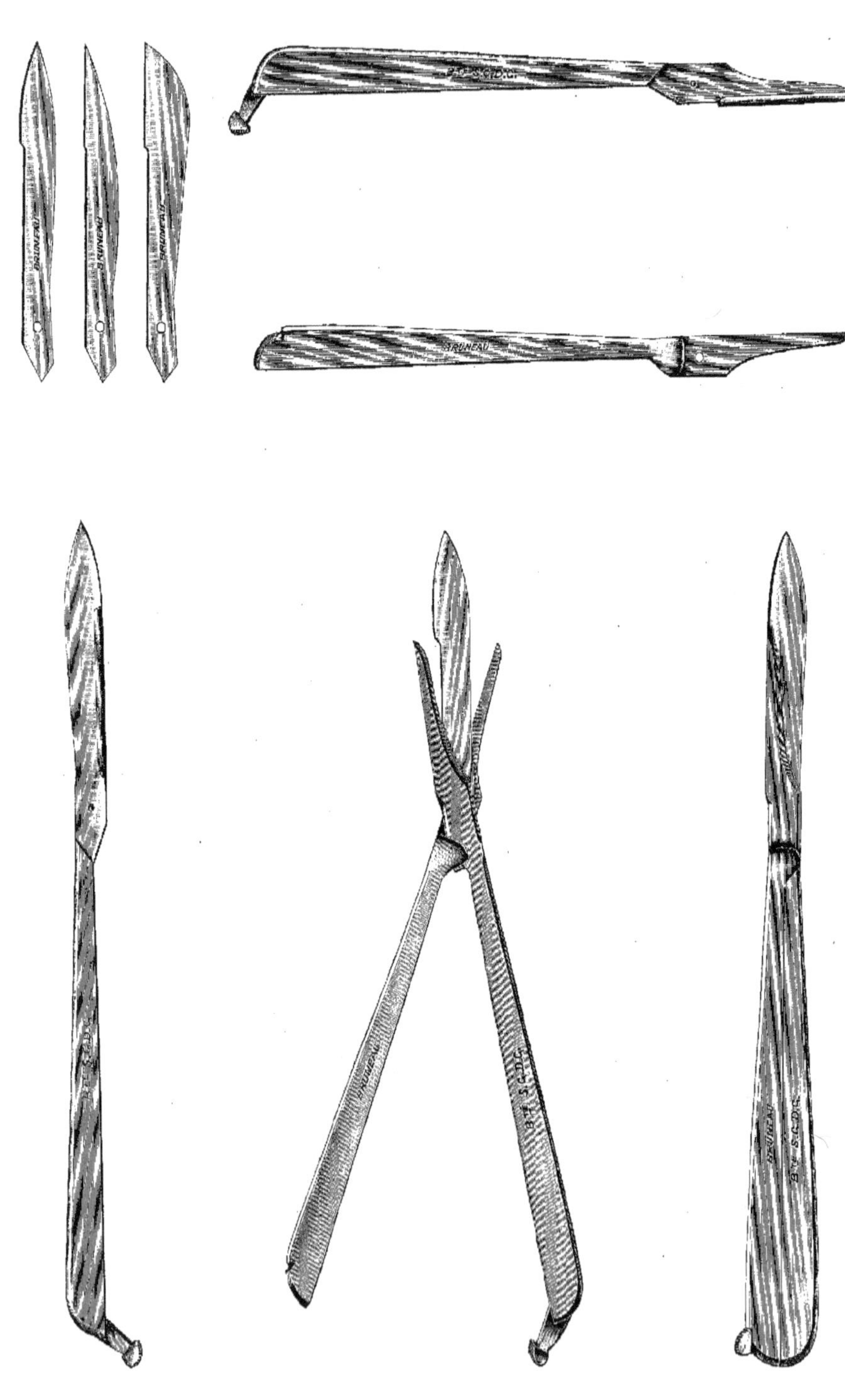

QUELQUES ATTESTATIONS CONCERNANT LE BISTOURI A LAMES INTERCHANGEABLES

Mon cher Dartigues,

Je suis heureux d'avoir tenu votre bistouri sur les fonts baptismaux au Congrès de Strasbourg, car il est excellent ! Et il me paraît devoir remplir toutes les espérances qu'il avait fait concevoir. Il est bien en main et ses lames sont de bonne qualité. Les deux premières m'ont servi quatre fois chacune sans défaillance. Nous voilà donc délivrés des « bistouris qui ne coupent pas », opprobre de la chirurgie et cauchemar du chirurgien !

Cordialement.

Pr J. L. FAURE,

Professeur de Gynécologie à la Faculté de Médecine de Paris,
Chirurgien de l'Hôpital Broca.

20 février 1922.

Mon cher Dartigues,

Ton bistouri a l'énorme avantage de toujours couper très bien, puisqu'il est toujours possible d'avoir des lames de rechange. Il me paraît surtout devoir rendre les plus grand' services au chirurgien pour sa pratique privée.

Bien cordialement.

Pr B. CUNEO,

Professeur de Pathologie externe à la Faculté de Médecine de Paris.

Mon cher ami,

Je te remercie de m'avoir envoyé ton bistouri. Je m'en suis servi ainsi que mon assistant Bassel. Il m'a fort séduit et je compte m'en servir régulièrement.

Bien cordialement.

Pr Pierre DUVAL,

Professeur de Pathologie externe à la Faculté de Médecine de Paris.
Chirurgien de l'Hôpital de Vaugirard.

Mon cher Dartigues,

Merci beaucoup de ton envoi de ton bistouri démontable ; il coupe ! à donner envie de se faire hara-kiri !

Bien cordialement à toi.

Dr MARION,

Professeur agrégé à la Faculté de Paris.
Chirurgien de l'Hôpital Lariboisière.

Mon cher Confrère,

Mon avis ne peut que vous être favorable. Ainsi que vous l'avez si simplement montré à la séance
du 5 janvier 1922 de la Société de Médecine militaire française, le maniement en est des plus faciles
et un apprentissage de quelques instants suffit à le connaître. Les lames coupent admirablement ; que
demander de plus à un bistouri ?

Médecin Principal BILLET,

Professeur au Val-de-Grâce.

Mon cher Dartigues,

L'avantage du Bistouri Dartigues est qu'il coupe toujours et ne se repasse jamais. Il aura le sort
du Gilette qui a remplacé, dans toutes les mains, le rasoir classique. L'essayer, c'est l'adopter.

Dʳ PAUCHET (de Paris),

Professeur à l'Ecole de Médecine d'Amiens.
Chirurgien de l'Hôpital St-Michel (Paris).

Cher ami,

Merci pour ton merveilleux bistouri. Je suis, grâce à toi, débarrassé de l'appréhension du bistouri qui ne coupe pas et j'aborde d'un cœur ferme l'ouverture des plus gros ventres et les dissections les plus délicates. Tu as eu une idée très ingénieuse et tu l'as parfaitement réalisée. Tous les
autres bistouris sont, du coup, relégués dans la poussière des musées. Vive le bistouri Dartigues, son
manche et sa lame !

Dʳ T. de MARTEL,

Membre de la Société de Chirurgie.

Pued decirse, sin exageración, que el bisturí Dartigues representa uno de los mayores progresos
realizados en el perfeccionamiento del material quirúrgico, desde hace muchos años.

Enero de 1922.

Dʳ NÚÑEZ GRIMALDOS.

Redactor-jefe de Los Progresos de la Clínica, de Madrid
et de Plus Ultra.

On peut dire sans exagération que le bistouri Dartigues représente un des plus grands progrès réalisés dans le perfectionnement du matériel chirurgical, depuis de longues années.

Dʳ NÚÑEZ GRIMALDOS.

COUTEAU

Couteau-yatagan pour incisions biseautées, greffes épidermiques et cartilagineuses

Ce couteau est caractérisé par sa large lame en forme de yatagan dont l'extrémité arrondie est tranchante. Le fil du tranchant s'étend un peu sur le dos même de l'instrument. Ce couteau est formé d'une seule pièce, lame et manche, manche triangulaire et plein. Il sert à tailler des lambeaux épidermiques pour greffes et pour faire des incisions biseautées de la peau. On peut avec lui débiter de larges copeaux cartilagineux, sans que soit nécessaire une pièce accessoire de protection.

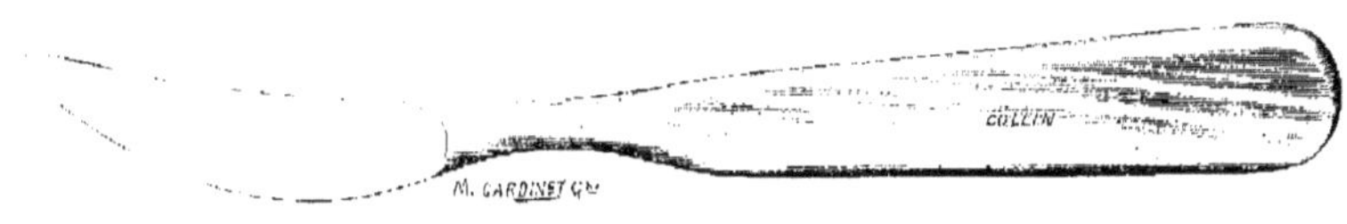

CISEAUX

Grands ciseaux droits et courbes pour laparotomies

La puissance de ces ciseaux que l'on a bien en mains permet de faire des sections franches, sûres et rapides en une seule fois. Leurs dimensions permettent aussi *d'opérer à distance* dans les laparotomies, évitent au chirurgien trop de multiples contacts avec la main qui les tient, et de plus, permettent aux assistants de bien voir l'opération, le champ opératoire n'étant pas encombré par les mains de l'opérateur. Ces ciseaux ont été fabriqués pour moi par la Maison Collin en 1906, il y a 16 ans ; j'en ai encore les originaux. Mon ami le Pr J. Louis Faure a fait construire à son usage, par la suite, des ciseaux également puissants. Je profite de la circonstance pour dire que j'utilise aussi depuis près de 20 ans, au cours des hystérectomies *abdominales*, les ciseaux que Péan utilisait pour l'hystérectomie vaginale. Bien des gens qui m'ont vu opérer jadis à Broca dans le service de mon maître le Pr Pozzi pourraient le certifier. J'ai même utilisé, pour opérer à grande distance, moi étant très éloigné du champ opératoire, les immenses ciseaux dont Dubois se servait dans certains accouchements dystociques : les ciseaux de Péan, à hystérectomie vaginale, ne sont qu'une réduction des ciseaux de Dubois. J'ai vu, plus tard, mon ami de Martel utiliser les ciseaux de Péan au cours des laparotomies. On peut être plusieurs à avoir les mêmes idées : ce sont d'ailleurs les cerveaux à tendance similaire qui réalisent les mêmes conceptions ; mais parmi eux il faut bien qu'il y en ait un qui commence ; je crois pouvoir dire que le privilège malheureux de l'âge m'a valu d'être l'initiateur.

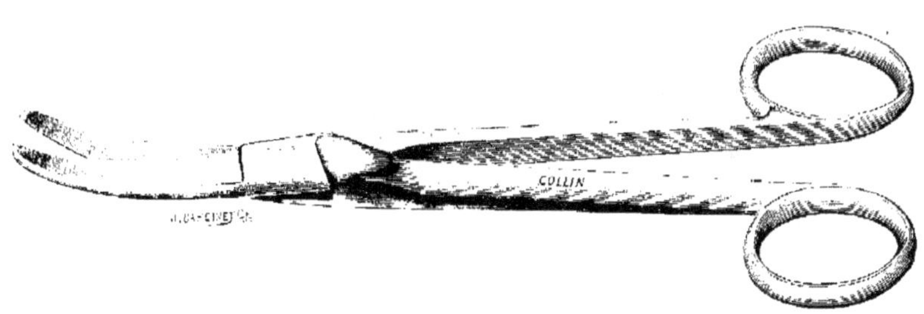

Pinces angiostatiques, courbes ou droites, à anneaux sans encoche et à mors en râpe

Droites ou courbes, grand et petit modèle, elles sont caractérisées par leur assez grandes dimensions qui en rendent les usages multiples. Ayant les mors d'une large surface de préhension, elles peuvent, cependant, par leur extrémité conique, saisir très délicatement. Elles se distinguent par leurs anneaux sans encoche et par leurs mors taillés « en râpe » qui les empêchent de glisser.

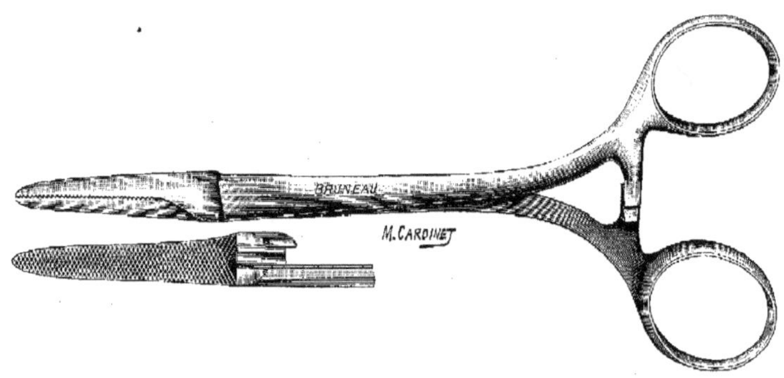

AIGUILLE

Aiguille coudée à manche et à levier pour pédicules vasculaires

J'ai eu l'idée de cette aiguille à manche il y a une dizaine d'années. Entre temps, Cleveland en fit une sur le même principe de deux petites branches qui, en se rapprochant ou s'écartant, forment une sorte de châs en fente longitudinale qui saisissent ou lâchent le fil que l'aiguille est chargée de passer.

Je me suis donc rencontré avec Cleveland, mais, de plus, j'ai joint aux avantages de cette aiguille celui d'un manche ou d'un levier mobilisé par le pouce qui en rendent le maniement extrêmement commode. Cette aiguille remplit avec avantage toutes les indications de l'aiguille courbe de Deschamps.

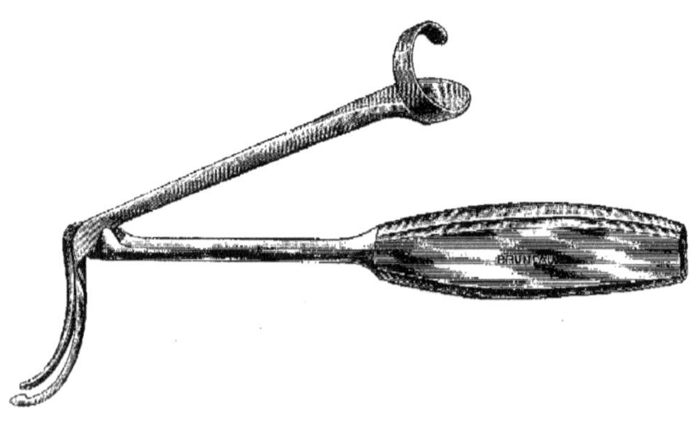

PORTE-AIGUILLES

Porte-aiguille à levier et à crans d'arrêt (Premier modèle)

Cet instrument permet de saisir toute espèce d'aiguilles, droites et courbes, et de les manœuvrer à une grande profondeur des organes.

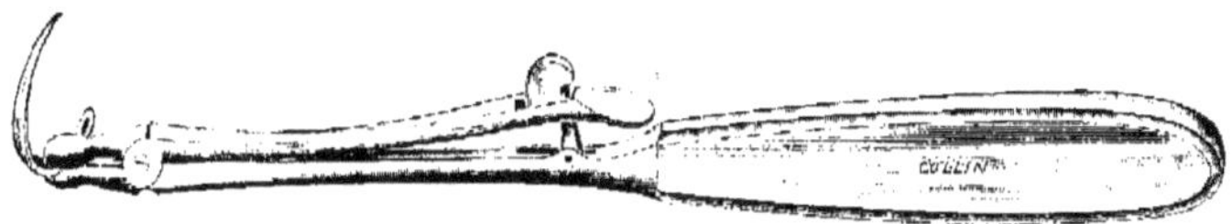

Pince-aiguille à levier et à crans d'arrêt (2ᵉ modèle) pour chirurgie intestinale et gynécologique

Cet instrument permet avec la plus grande aisance de réaliser à distance le mouvement d'opposition du pouce et de l'index, et de saisir et de manier des aiguilles, droites et courbes de toutes dimensions, même très réduites. Le cran d'arrêt maintient la prise de l'aiguille, sans que le pouce ait besoin de continuer à appuyer, aussi peut-on l'orienter dans toutes les directions. Cette pince-aiguille permet de *travailler à de grandes profondeurs*, et de *faire des surjets péritonéaux sans aide* et avec rapidité, alors qu'avec la meilleure aiguille à pédale un aide est nécessaire.

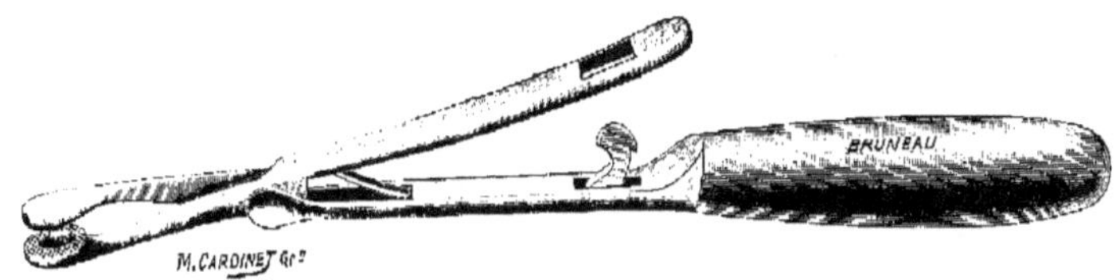

Pince-aiguille à levier simple mû par l'extrémité du pouce

Cette pince-aiguille est caractérisée par son levier en demi-anneau où le pouce s'engage facilement, de telle sorte qu'on appuie avec la pulpe du pouce ou qu'on soulève le levier avec le dos phalangettien du pouce. Avec beaucoup d'aisance, il permet de réaliser à distance le mouvement d'opposition du pouce et de l'index. On peut saisir et manier avec cet instrument des aiguilles droites et courbes de toutes dimensions, même très fines.

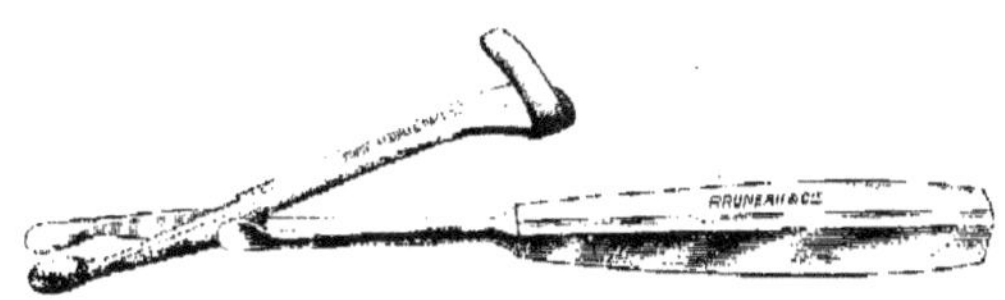

SONDE

Fistulomètre

Pour explorer les longs trajets fistuleux. Analogue à un hystéromètre. Je l'ai créé pour explorer les trajets des grandes fistules si fréquentes — et si curables pour celui qui sait les poursuivre jusqu'au bout, ce que j'ai fait dès 1914, — dans les reliquats des blessures de guerre. La tige flexible et malléable a une longueur de 25 cm.

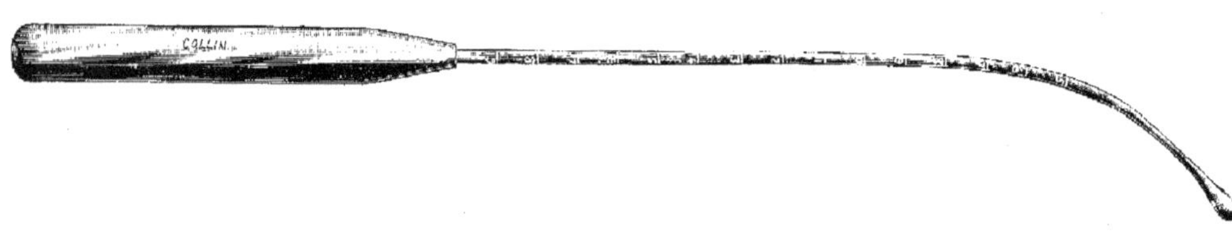

ÉCARTEUR

Petit écarteur autostatique à ressort et à râteaux pour l'écartement des plaies opératoires

Basé sur le système du ressort. Par son élasticité cet écarteur maintient béantes les plaies et permet de travailler dans les plans sous-jacents *sans avoir besoin d'aide*. Il fait office des écarteurs de Farabeuf.

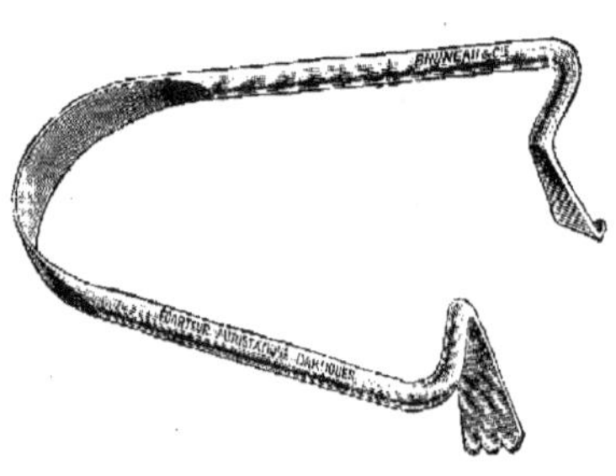

Écarteur autostatique à râteaux.

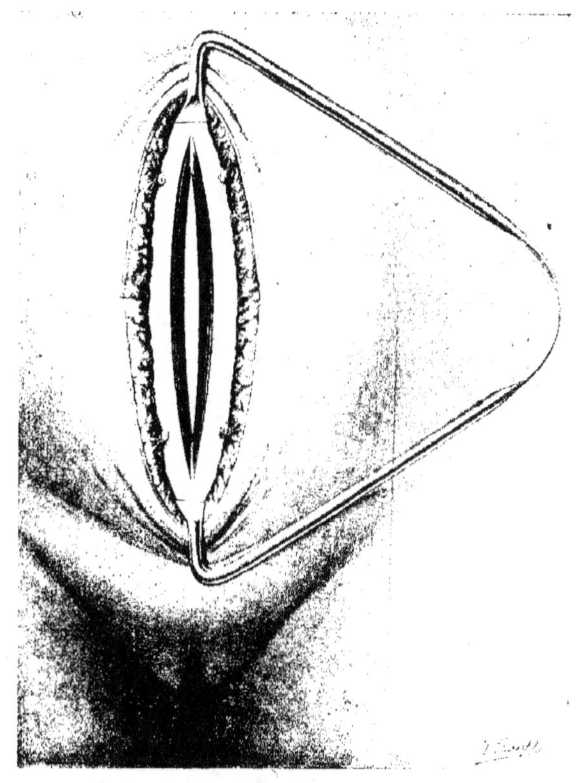

Écarteur autostatique à râteaux en place
Exemple : dans une incision transversale sus-pubienne.

Plateforme mobile à élévation et rotation pour opérations sans aide

Cette plateforme est destinée à porter des instruments, à se mettre en face de l'opérateur, et, au besoin, en travers de la malade. Sa mobilité permet de placer le plateau instrumental dans tous les sens et à hauteur voulue, pour être à la portée la plus proximale de l'opérateur. *C'est la première plateforme instrumentale utilisée et fabriquée en France pour la chirurgie générale et abdominale.*

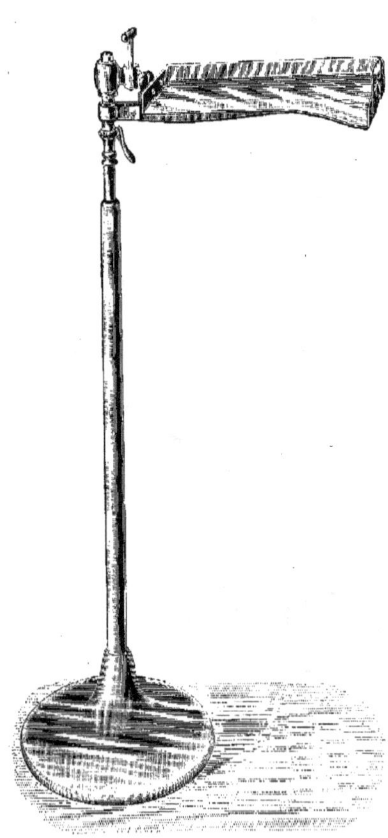

Table opératoire en bois pour blessés de guerre

À l'époque où tout manquait, même les choses les plus élémentaires, au début de la guerre, c'est une table de fortune, en bois, que j'ai fait construire. Elle permettait une certaine déclivité. Sa partie antérieure se rabattait et l'on pouvait exécuter des opérations sur la région périnéale.

Tréteaux opératoires pour opérations sur le membre supérieur et le membre inférieur

Ces tréteaux, analogues à des chevalets de table de charpentier ou de menuisier, étroits, dont la longueur était calculée sur la longueur moyenne d'un membre supérieur ou d'un membre inférieur, et la hauteur sur celle de la table opératoire, permettaient d'isoler du tronc le membre à opérer, le malade ayant un bras en croix, ou une jambe dans le prolongement de la table à pont rabattu, l'autre jambe étant pendante, de telle sorte que le chirurgien, assis, avec son aide en face, travaillait aisément comme à un établi sur le membre fixé au tréteau.

II

CHIRURGIE OSSEUSE

Pince-gouge puissante à bec coudé pour évidements osseux

Cette gouge extrêmement puissante, que m'a construite, à ma demande, Collin dès le début de la guerre, m'a permis d'évider *avec une grande rapidité* les os atteints d'ostéomyélite traumatique et de mettre à nu les trajets fistuleux osseux intarissables. Elle attaque avec succès les os les plus résistants et les plus éburnés.

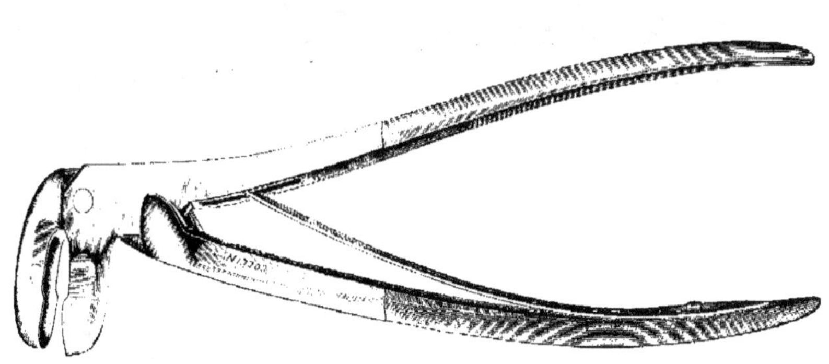

Cet instrument permet de faire avec aisance et rapidité de vastes évidements osseux nécessités par les ostéites chroniques et fistuleuses. Le manche latéral qui permet de le tenir bien en main, évite que le poing fermé qui tient les gouges ordinaires ne cache en partie le champ osseux sur lequel elle opère, et, de plus, permet de la manier en levier puissant quand on a amorcé un copeau osseux.

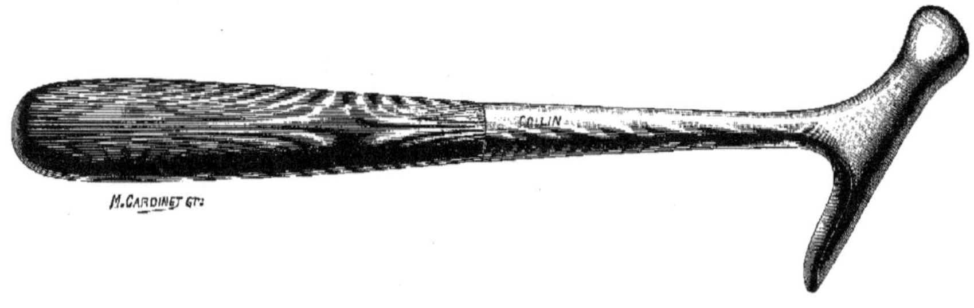

Marteau à surface de frappe concave

Ce marteau puissant et pesant, a sa surface de frappe concave. Il n'a pas l'inconvénient du plomb qui s'effrite ou devient trop rapidement irrégulier. *Il est d'une seule pièce.* Il complète convenablement ma gouge-enclume à manche latéral.

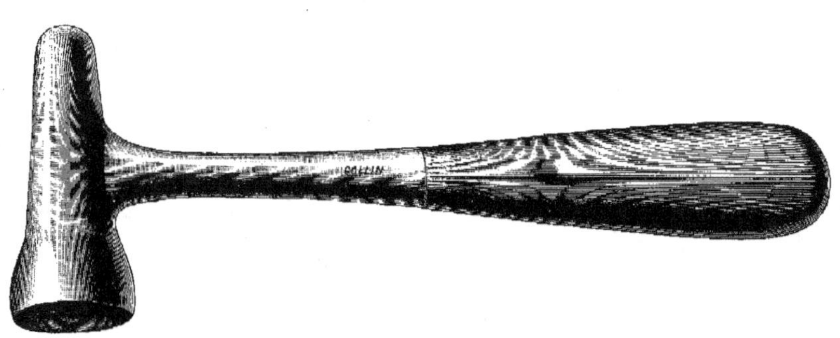

Myodistenseur crural automatique

Dans la chirurgie osseuse, en particulier les fractures de cuisse qui nécessitent l'application de fils métalliques, vis, plaques, il est nécessaire d'écarter largement les masses musculaires crurales, si puissantes et si lourdes souvent, pour opérer sans gêne et sans l'auxiliaire d'un aide tenant les valves, absolument comme dans une laparotomie.

Les valves du *myodistenseur crural* sont dentées et mousses, évidées ovalairement afin que le muscle y fasse légèrement hernie, et rayées transversalement, toutes conditions qui évitent le dérapage.

Le *myodistenseur crural*, mis les valves rapprochées dans la fente des muscles, s'écarte tout seul et s'arrête tout seul au moyen d'un cran d'arrêt automatique sur le ressort, qui forme, avec une petite tige plate à crémaillère, comme une sorte d'arbalète. Il peut se placer et s'enlève en deux secondes sans l'aide de personne.

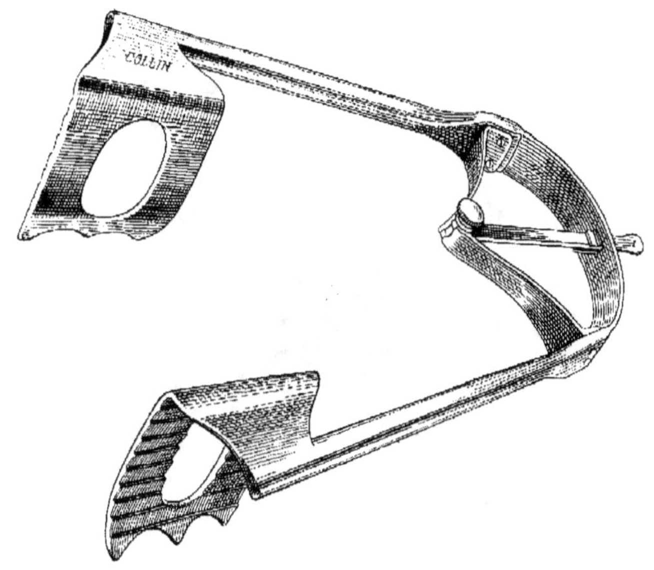

Attelle nasale

pour fracture des os propres du nez et de la branche montante du maxillaire supérieur

Cette petite attelle est en zinc. On découpe une lamelle qui épouse l'arête et les faces du nez suivant les dimensions du sujet. Une des extrémités se prolonge sur la joue du côté du nez malade et se bifurque pour encadrer l'oreille du côté correspondant, de façon à avoir, de ce côté de la face, un bon point d'appui. Un cordonnet part d'une extrémité simple de l'attelle, deux cordonnets partent de l'extrémité bifurquée de l'attelle ; ces trois cordonnets sont noués sur la nuque. L'attelle en zinc découpée et modelée sur les parties du nez redressées, est doublée de ouate hydrophile, le tout verni de collodion : on a ainsi un petit appareil très léger, qui ne blesse pas et facilement amovible.

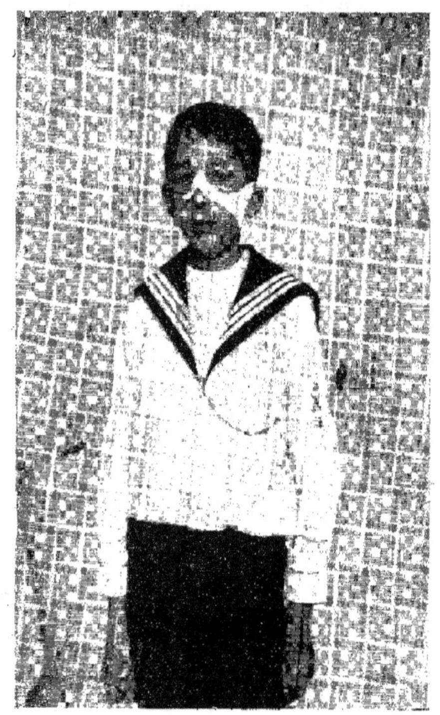

III

CHIRURGIE THORACIQUE

Écarteur intercostal à branches parallèles

Cet écarteur est basé sur l'écartement absolument parallèle des branches porte-valves. Ce principe est très ancien ; je ne crois pas que personne actuellement puisse en revendiquer la conception première ; il est réalisé depuis longtemps dans le compas d'épaisseur, etc. Cependant, c'est Vacher, en France, qui en a fait le premier l'application en chirurgie : c'est de l'écarteur de Vacher que dérivent l'écarteur vaginal de Jayle, l'écarteur abdominal de Gosset, l'écarteur intercostal de Tuffier. Mon écarteur intercostal se caractérise par la courbe des valves fixatrices, le calcul de l'écartement intercostal possible, la présence d'anneaux de préhension, la colonne de glissement ovalaire et non quadrangulaire, ce qui permet un coinçage d'arrêt plus certain.

— 22 —

Pour bien écarter les valves avec facilité, il n'y a qu'à rapprocher les anneaux où sont engagés le pouce et l'index comme dans le maniement des ciseaux ou des pinces ordinaires, et en même temps appuyer avec l'index gauche près de la valve qui est supportée par la branche mobile. Quand on cesse cet appui et quand on lâche les anneaux, l'écarteur ne bouge plus.

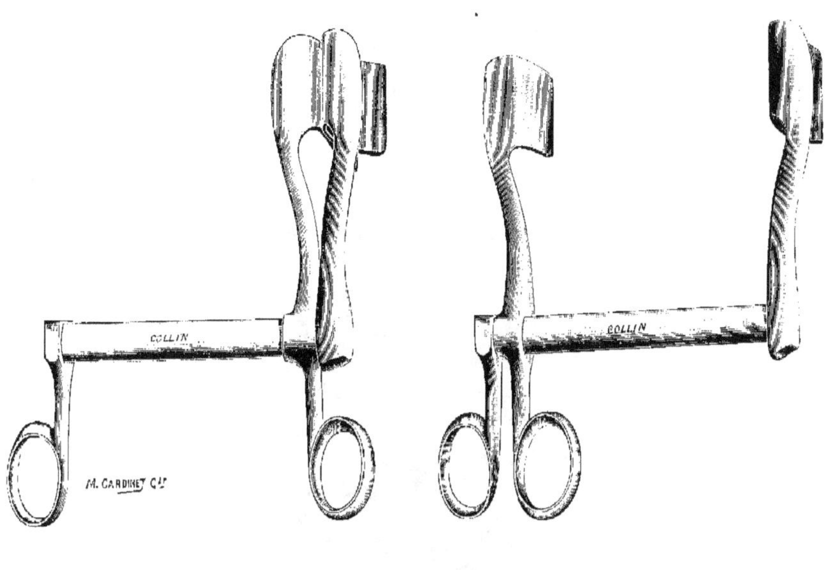

IV

CHIRURGIE ABDOMINALE

Laparostat (1er modèle) : Écarteur abdominal autostatique sans poignée

Cet instrument, composé de deux pièces seulement, est dans sa presque totalité formé par un fil de fer, diversement contourné, arrivant à former un ressort, des branches et des anses. Une petite tige transversale plate à crémaillère permet de rendre inamovible l'écartement. L'instrument se place, pour ainsi dire tout seul, dans un unique mouvement. *C'est le premier instrument de ce genre à ressort, utilisé dans la chirurgie abdominale et gynécologique.* Je ne l'utilise plus parce que j'ai fait, par la suite, d'autres laparostats, mais il m'a rendu bien des services à l'Hôpital Broca, chez le Professeur Pozzi où il a été utilisé longtemps.

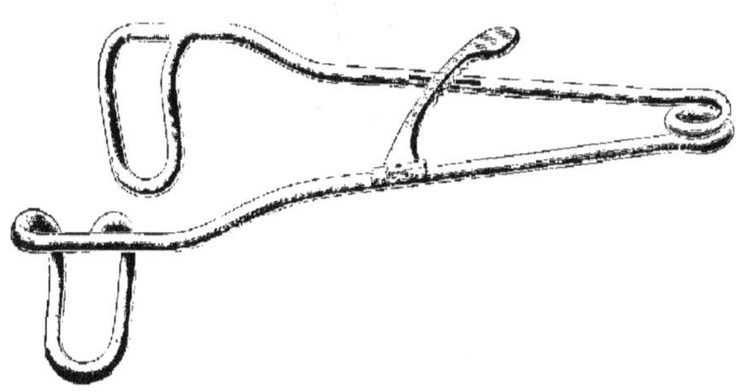

Laparostat (2ᵉ modèle) : Écarteur abdominal autostatique à poignée et à crans d'arrêt, pour chirurgie gastrique et intestinale

Cet écarteur à ressort, *composé d'une seule pièce,* permet d'écarter les lèvres de la paroi abdominale sectionnée jusqu'à 15 cm. d'écartement.

Il n'y a qu'à presser sur les tiges renflées faisant suite à l'anneau-ressort, tiges formant poignée, pour obtenir un écartement proportionnel qui se maintient tout seul au moyen d'une petite crémaillère placée sur la partie transversale.

Pour enlever l'instrument, il n'y a qu'à presser légèrement les manches et à faire perdre le contact du cran d'arrêt et de la crémaillère.

Cet écarteur trouve surtout ses applications dans la chirurgie abdominale sus-ombilicale, dans la chirurgie gastrique et intestinale.

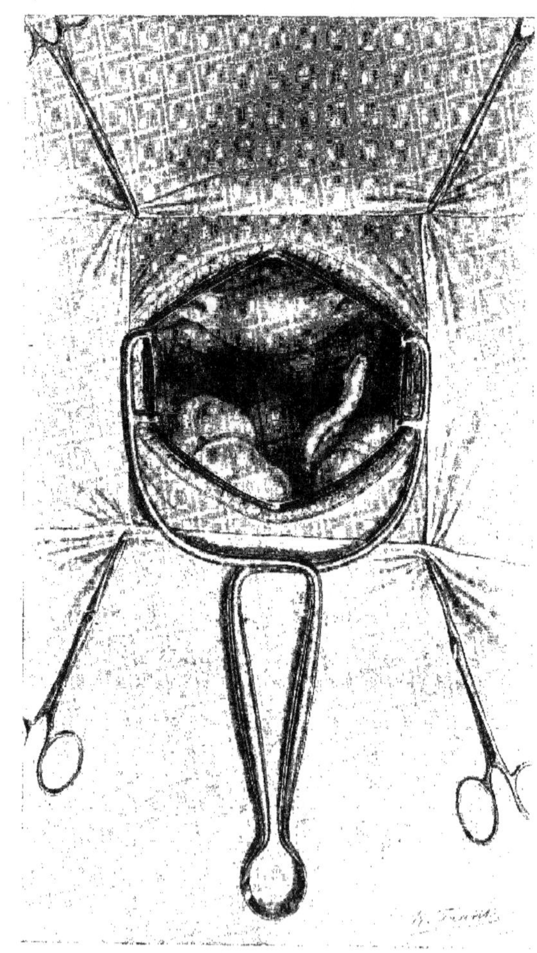

Laparostat à poignée et crans d'arrêt appliqué
Cavité abdominale maintenue ouverte par mon laparostat
On voit en même temps que la région utéro-annexielle l'appendice facilement accessible

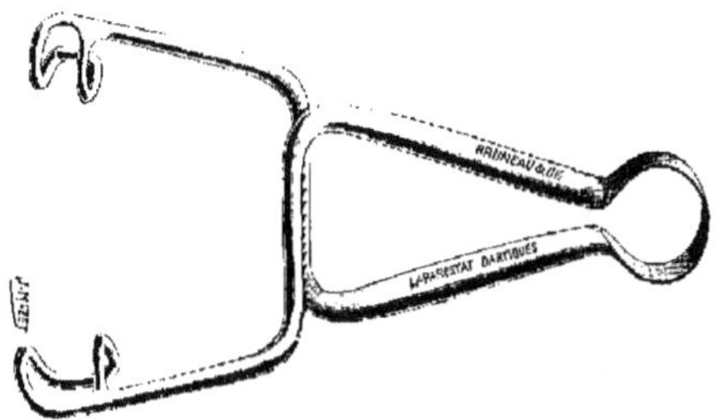

Laparostat à poignée et crans d'arrêt

Laparostat (petit modèle) : Écarteur autostatique à poignée et crans d'arrêt pour appendicite

Cet écarteur, composé d'une seule pièce, est absolument pareil au grand modèle (de 1908), mais avec des dimensions beaucoup plus réduites, et avec des anses en fil d'acier, s'intriquant l'une dans l'autre pour une intromission plus facile dans les petites incisions pour appendicites, et en particulier dans le procédé en trappe.

Pince intestinale à rouleaux ou à mors tournants pour évacuer l'intestin

Dans certains cas où, au cours d'interventions intestinales, l'intestin est dilaté par les gaz qui gênent les manœuvres opératoires, le chirurgien refoule comme il peut ces gaz en exprimant le tube intestinal entre deux doigts que l'on fait glisser sur lui. J'ai pensé qu'on pouvait plus facilement et plus rapidement faire cette manœuvre de refoulement des gaz et même des matières au moyen de cette pince à rouleaux, et cela en manipulant l'intestin le moins possible.

Cette pince que j'ai fait construire par la Maison Bruneau, est parfaitement démontable et stérilisable.

Ayant réalisé cet instrument, j'ai appris par la suite que mon collègue Lœvy avait fait construire, il y a quelques années, une petite pince basée sur le même principe et dont il se servait pour refouler le contenu de l'appendice dans l'appendicectomie. M. Lœvy n'a rien publié à ce sujet, mais je tiens à signaler son instrument. Personnellement je n'ai jamais eu en vue d'utiliser ma pince à rouleaux, qui est d'un grand modèle, pour l'appendice, mais uniquement pour l'intestin où je crois son usage plus souvent indiqué et applicable.

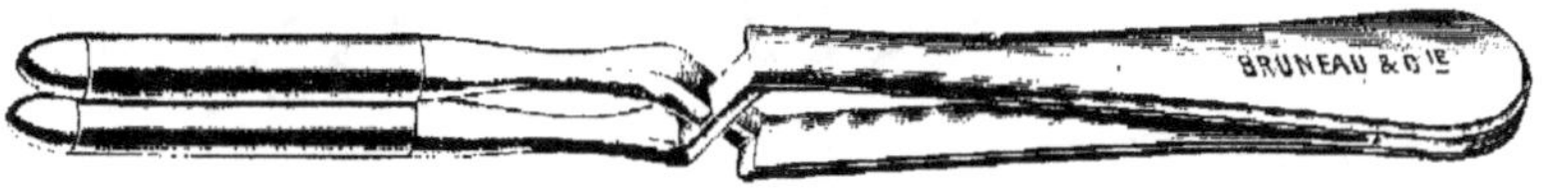

Pince à manier l'intestin

Il y a intérêt à manipuler l'intestin le moins possible avec les doigts. Quand l'intestin n'est pas adhérent, il suffit d'une petite traction pour le faire venir à soi et pour le faire se dérouler juste le nécessaire. On peut y arriver au moyen d'une pince légère qui ne traumatise pas. La figure fait comprendre suffisamment l'instrument.

CHIRURGIE GYNECOLOGIQUE

A. *Chirurgie pelvienne* (voie haute)

Ecarteur abdominal autostatique (système Vacher) avec valve sus-pubienne

Basé sur le principe de l'écarteur ouvre-bouche de Vacher, mais combiné de telle sorte qu'en s'ouvrant, la valve sus-pubienne est entraînée dans ce même mouvement et se met toute seule à sa place. Je cite cet écarteur, qui fut un de mes premiers essais, seulement à titre de mémoire. Il est représenté dans mon article sur *La Laparotomie en gynécologie,* écrit pour le Livre d'Or offert au Pr Pozzi en 1906.

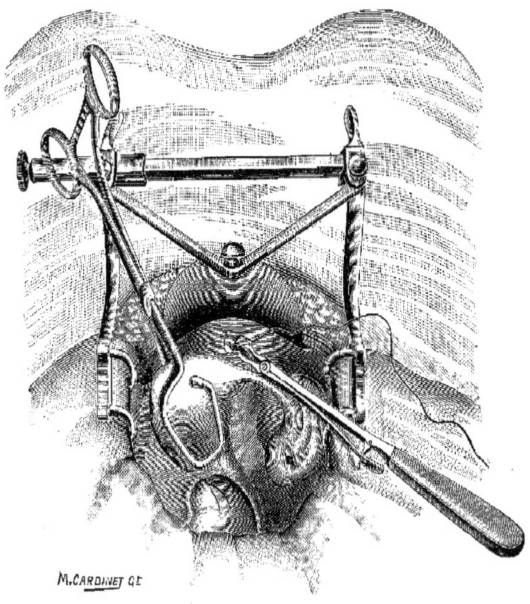

Laparostat porte-valve sus-pubienne autostatique à déclanchement et fixation automatique

Cet instrument a l'avantage de supprimer toute espèce de fourche interfémorale, de poids et d'appui autour de la malade. La valve sus-pubienne s'accroche à l'écarteur lui-même, au moyen d'une tige collatérale en crochet qui n'a aucun type analogue dans l'instrumentation chirurgicale.

J'avais fait faire un premier modèle avec une vis d'arrêt. Mon modèle définitif présente deux crans d'arrêt disposés en sens inverse, de telle sorte qu'on peut avoir à volonté l'instrument écarteur maintenu ouvert ou fermé.

En rapprochant les deux valves en anse, on arrive presque au contact, un cran d'arrêt maintient l'instrument prêt à être placé.

Pour mettre l'appareil en place, il n'y a qu'à faire perdre le contact à la tige transversale qui porte une crémaillère, aussitôt le laparostat se distend et se place tout seul à l'écartement voulu ; deux secondes suffisent à faire jouer au laparostat son rôle d'écarteur. Rien de plus facile que d'accrocher la valve sus-pubienne à la hauteur voulue, grâce à la tige-crochet latérale.

Cet instrument est utilisable pour toute la chirurgie pelvienne.

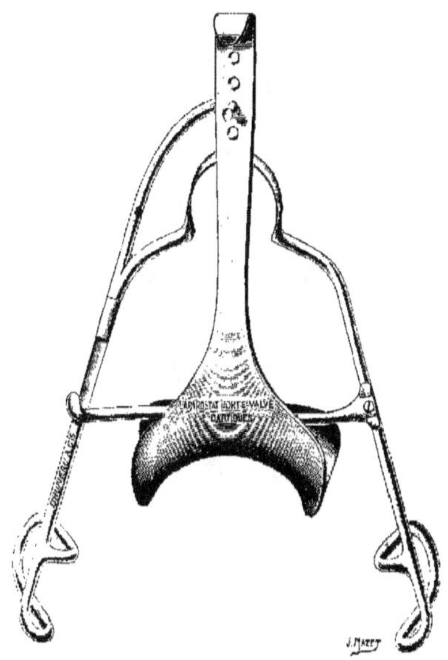

Laparostat porte-valve (valve sus-pubienne)

Enterostat : écarteur à valve sous-ombilicale pour maintenir les intestins dans la chirurgie

Cet instrument est destiné, comme l'indique son nom, à maintenir l'intestin dans la position déclive et pour résister aux efforts de vomissements dans les laparotomies pelviennes. Il se compose de deux petites valves latérales (ou iliaques) et d'une valve médiane (ou promontarienne) mobile et à double courbure épousant la forme du promontoire et de la concavité sacrée.

Pour s'en servir, après avoir mis trois grands champs abdominaux, l'un vers l'ombilic, les deux autres dans chaque fosse iliaque, on n'a qu'à serrer d'une main l'appareil au niveau de ses tiges latérales, et ensuite à relâcher la main pour que l'instrument se place tout seul et se maintienne écarté, grâce à un petit cliquet central.

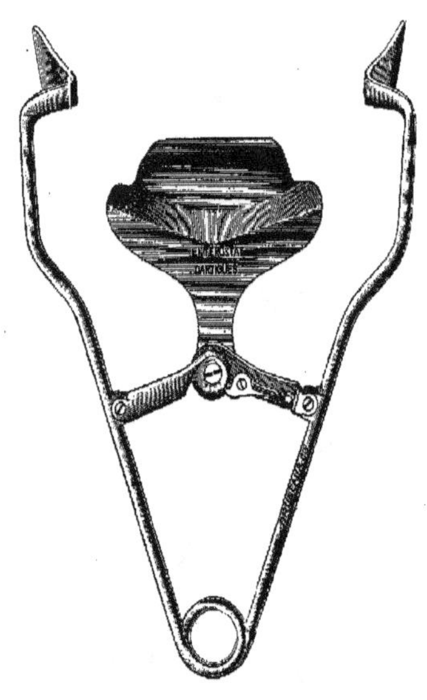

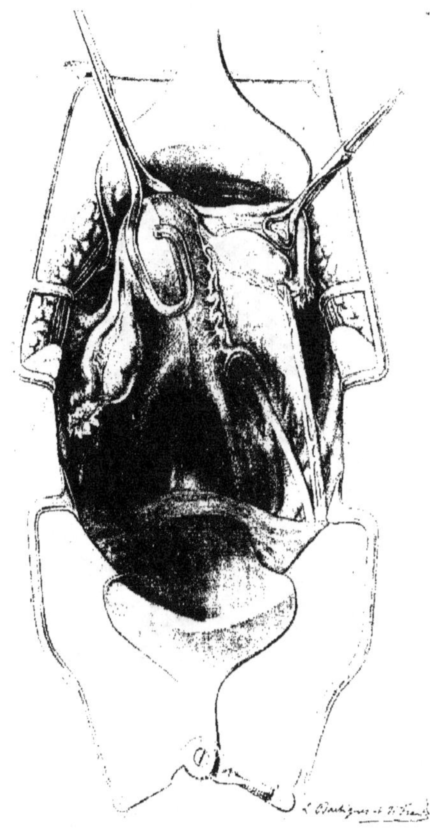

Association du Laparostat-Porte-Valve et de l'Enterostat

Les deux instruments sont appliqués sur la cavité pelvienne ouverte : l'un refoule en avant la vessie, grâce à la valve sus-pubienne : l'autre refoule en arrière l'intestin grâce à la valve promontarienne. L'utérus est soutenu par mon hystérolabe. La moitié droite du péritoine pelvien est enlevée pour montrer sur fond rose l'utérine, l'uretère, le ligament rond, le pédicule utéro-ovarien, la trompe et l'ovaire.

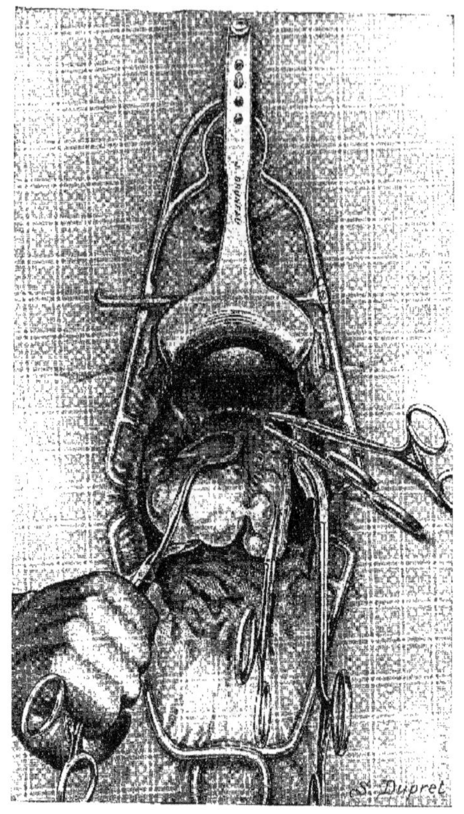

Association du Laparostat-Porte-Valve sus-pubienne avec le Laparostat simple

J'ai eu l'idée le premier, en 1906, dans le service du Pr Pozzi, d'associer un écarteur latéral à l'admirable et indépassable valve sus-pubienne de Doyen, de manière à donner, au cours des laparotomies gynécologiques le maximum de jour et d'immobilité. Cette conduite a été imitée depuis par nombre de chirurgiens.

L'abdomen est ouvert. — Comme *instrumentation d'écartement autostatique* pour maintenir la région opératoire largement accessible et immobile, on voit, en haut, mon laparostat porte-valve, puis, en bas, mon laparostat simple qui donne un écartement complémentaire dans le diamètre transversal pour le champ de vision. Remarquez que ces divers écarteurs maintiennent admirablement les champs opératoires intra-abdominaux éversés en bordure, de telle sorte que les tranches de section laparotomiques sont absolument protégées et qu'on n'a pas besoin d'appliquer de petites pinces fixatrices de compresses. — Comme *instrumentation de préhension*, mon hystérolabe tire sur l'utérus (évidemment il n'est applicable qu'à de petits utérus). — Comme *instrumentation d'hémostase*, mes deux pinces angiostatiques, l'une courbe sur le ligament utéro-ovarien, l'autre droite sur le ligament rond.

Hystérolabe

ou pince à saisir l'utérus

Cette pince évite l'usage des pinces dentées utilisées pendant très longtemps pour saisir l'utérus, et permet de saisir cet organe sans le déchirer. Dans bien des laparotomies où l'utérus ne doit pas être sacrifié, il y a avantage à le manier avec douceur et surtout à ne pas le piquer ou le déchirer avec les pinces à traction, car cela entraîne parfois des hémorrhagies difficiles à arrêter, ce qui transforme une opération qui pouvait être simple en une opération compliquée.

Cette pince est construite de telle sorte qu'elle forme une sorte de forceps léger et souple qui « empaume » pour ainsi dire l'utérus sans le traumatiser, tout en permettant d'exercer une traction suffisamment forte. Chaque branche de cette pince forme une sorte de cuiller fenêtrée, mais non complètement fermée : l'ouverture de chaque branche est disposée en sens contraire ; le tout est calculé pour que les forces d'application soient concentrées au milieu de l'utérus. Si on craint que les branches attritionnent le tissu utérin, on peut au besoin les engainer avec de petits tubes de caoutchouc comme certaines pinces intestinales.

C'est moi qui ai créé ce mot d'*hystérolabe* sur le conseil de mon maître ès-humanités, M. Bazelet. Ce nom s'est vulgarisé depuis comme l'instrument qui a été utilisé dans tous les pays. On donne maintenant ce nom d'hystérolabe à des instruments similaires.

Il n'existait pas avant mon hystérolabe d'instrument remplissant ce but, en France. Pozzi avait importé la massive pince de Cullen qui dérapait à chaque coup, mais qu'il avait la faiblesse d'utiliser parce qu'elle était exotique ! Il est vrai que ceci se passait en 1903. Depuis mon hystérolabe, mon ami Collin, puis mon ami Casséus ont construit de bonnes pinces à saisir l'utérus en leur donnant ce nom de baptême « hystérolabe » que j'avais créé en 1906.

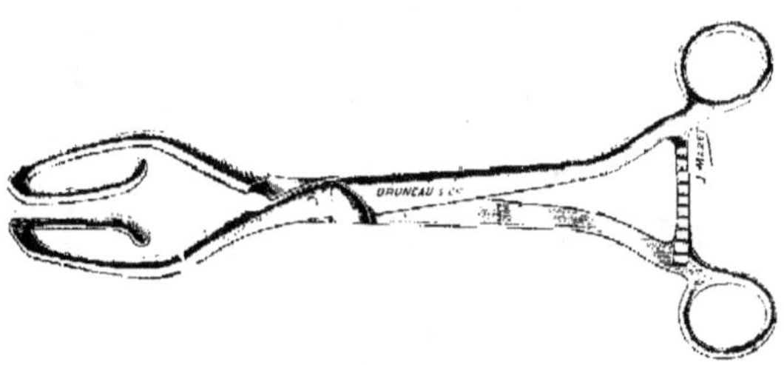

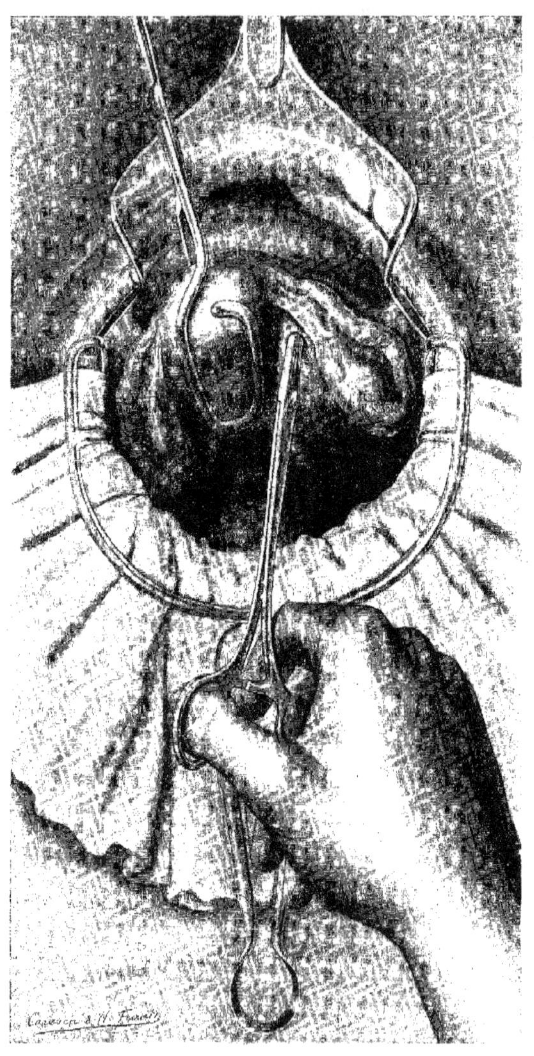

L'Hysterolabe appliqué au cours d'une laparotomie
pour raccourcissement des ligaments ronds par mon procédé trans-ligamentaire et rétro-utérin

Grandes pinces angiostatiques courbes à mors « en râpe » pour ligaments larges et pédicules

Ce sont de longues pinces à petits mors courbes qui peuvent être utilisées indifféremment pour l'hystérectomie vaginale ou l'hystérectomie abdominale : elles sont commodes en particulier pour pincer le pédicule utérin, dans une étendue plus ou moins grande à volonté, et même pour saisir l'utérine isolément. Leurs anneaux sont sans encoche. Ce qui les caractérise principalement, ce sont leurs *mors en râpe* qui remplacent les striations de toutes sortes, transversales ou longitudinales, et jusqu'aux mors en crochets assez compliqués qu'avait fait faire Pozzi. Les mors en râpe sont beaucoup plus simples et ne dérapent jamais.

Je ne figure point ces pinces ici : elles ressemblent aux grandes pinces de Péan, mais plus fines ; quant aux mors en râpe, ils sont représentés au paragraphe concernant mes pinces angiostatiques (voir plus haut).

B. *Chirurgie vaginale* (voie basse)

Pinces-patères pour opérations par la voie vaginale

Destinées à faciliter la chirurgie vaginale sans aide ou avec un minimum d'aides. Elles se fixent où l'on veut sur la toile du champ opératoire où elles offrent, là, un crochet tout prêt à amarrer l'anneau d'une pince tire-balle, par exemple, qui est ainsi soutenue dans la direction désirée.

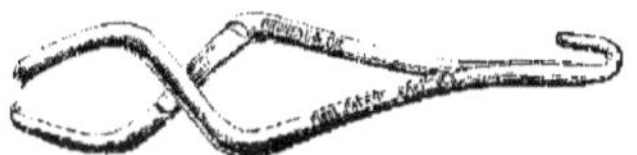

Écarteur vaginal autostatique quadrivalve

Destiné à écarter les parois vaginales dans les quatre sens, supérieur et inférieur, et latéraux. Les valves latérales, plus petites, sont entraînées dans le mouvement d'écartement des valves supérieure et inférieure, et, l'appareil fermé, elles se replient à l'intérieur des deux grandes valves.

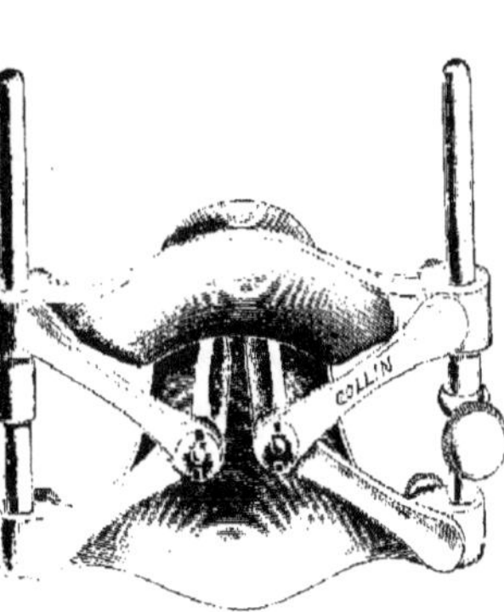
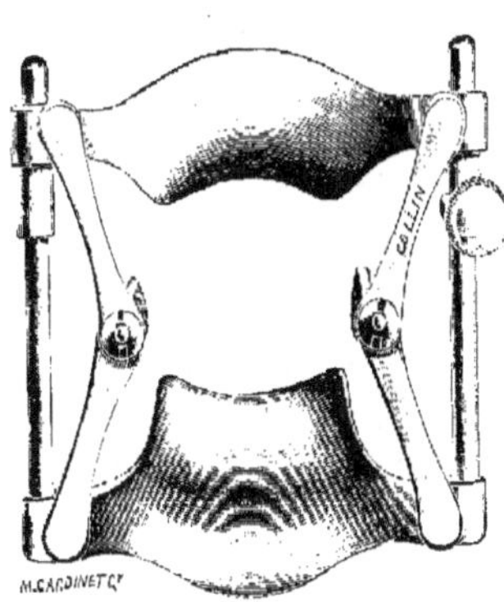
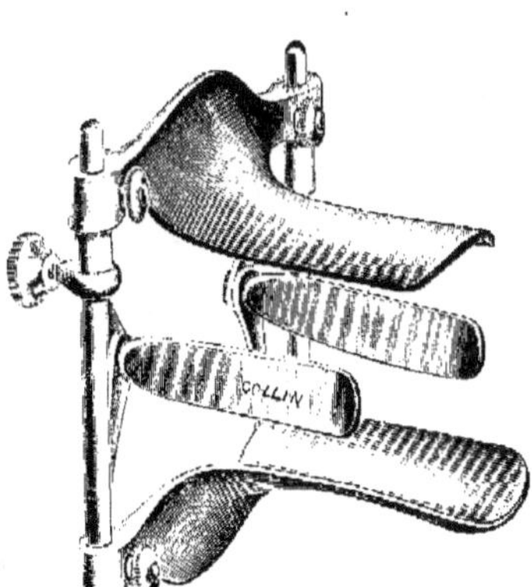

Ecarteur vaginal latéral bivalve à crans d'arrêt

C'est un écarteur des parois vaginales, permettant de bien voir et d'explorer les parois antérieure et postérieure du vagin et les culs-de-sac latéraux du vagin.

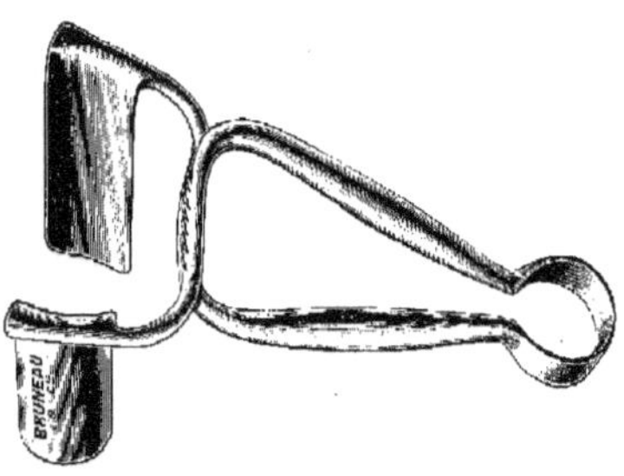

Colpostat : petit écarteur vaginal latéral à ressort

Petit écarteur à ressort des parois latérales, pour la chirurgie du vagin et du col de l'utérus. Utilisé de concert avec la valve à poids, il permet de dilater le vagin dans tous les sens.

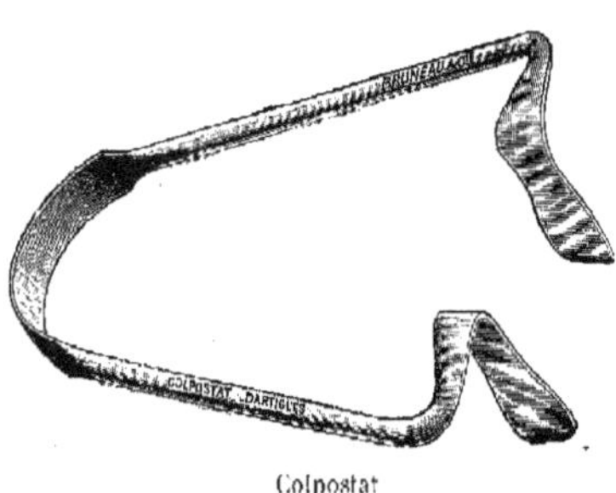

Colpostat

Vaginostat bivalve à poids

Ce vaginostat peut servir à presque toutes les opérations qui se pratiquent par la voie
vaginale et permet de se passer d'aides le plus souvent.

Il se compose d'une valve à poids et à gouttière qui, à cheval sur le périnée, tient toute
seule, d'une petite anse mobile qu'arrête à une inclinaison voulue un petit cliquet latéral.
Sur la partie moyenne et renflée de l'anse, il est facile, au moyen d'une vis, de caler dans
une encoche des valves vaginales supérieures de dimensions différentes.

C'est le premier instrument de ce genre qu'on ait construit susceptible de porter des valves supérieures de dimensions variées avec possibilité d'inclinaison à volonté.

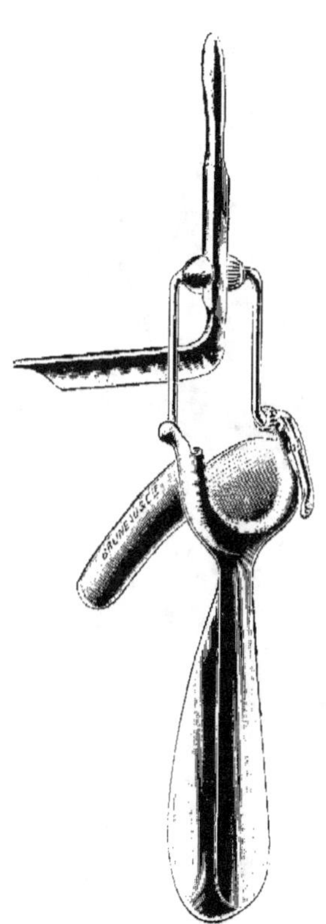

Vaginostat

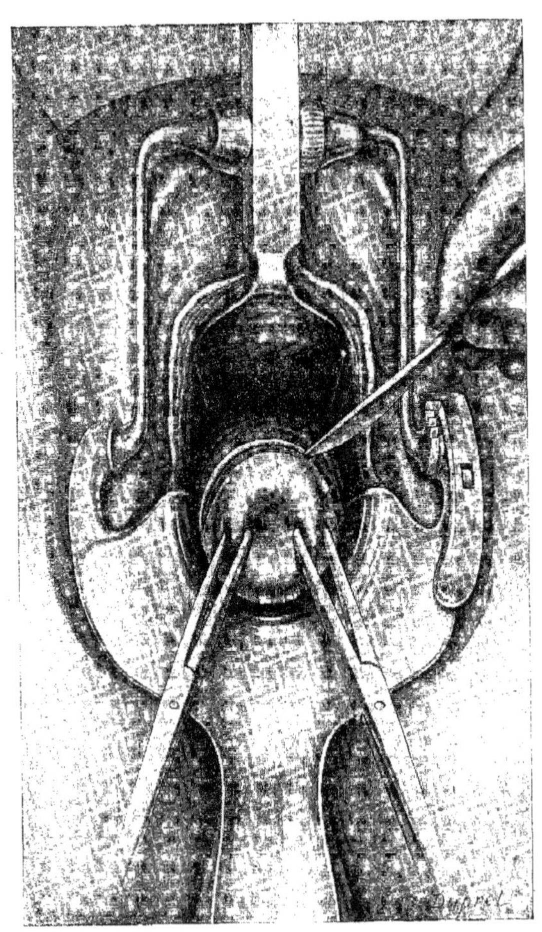

Le vaginostat appliqué

(Exemple : Au cours d'une colpotomie *antérieure*)

Dans les hystérectomies abdominales totales, dans les cas très compliqués ou qui ont été très laborieux, il est utile de drainer à la fois par le vagin ouvert et par la paroi abdominale non complètement fermée. J'ai pensé qu'on pouvait y arriver par un drain unique qui réalise une large évacuation par en haut et par en bas. J'appelle ce drain « drain en parapluie » à cause de sa partie moyenne, susceptible de se plier et de s'allonger. La figure sous-jacente représente ce drain en place : sa partie abdominale est *criblée* là où les bouches d'appel de drainage sont utiles (pas de mèches de lampe dans le drain comme dans le Goldman) ; la partie moyenne du drain par sa section en sortes de ressorts caoutchoutés en expansion, maintient le drain en place sur la collerette vaginale plus étroite : la partie vaginale du drain est raccourcie suivant les nécessités de profondeur du vagin. Pour retirer le drain, c'est très facile : avec une pince sur le bout abdominal, une pince sur le bout vaginal, on élonge le drain qui peut franchir alors le détroit de la collerette vaginale et *sortir par la vulve* (suivant la nécessité, on peut compléter ce drainage tubaire par un Mikulicz). Au bout de très peu de temps, l'ouverture pelvi-vaginale se referme très bien et fortement par accolement.

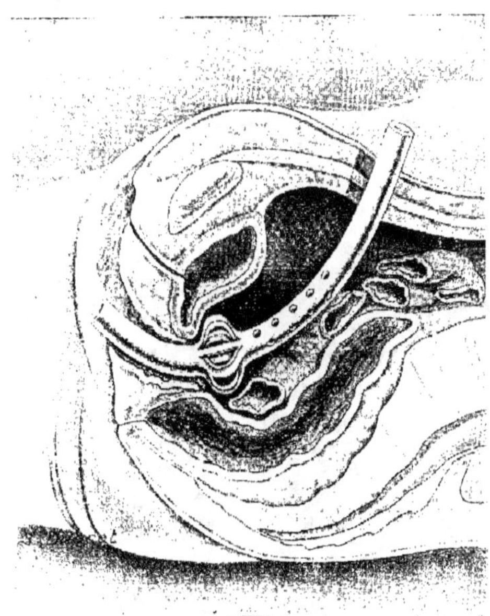

Drain vagino-abdominal « en parapluie », en place

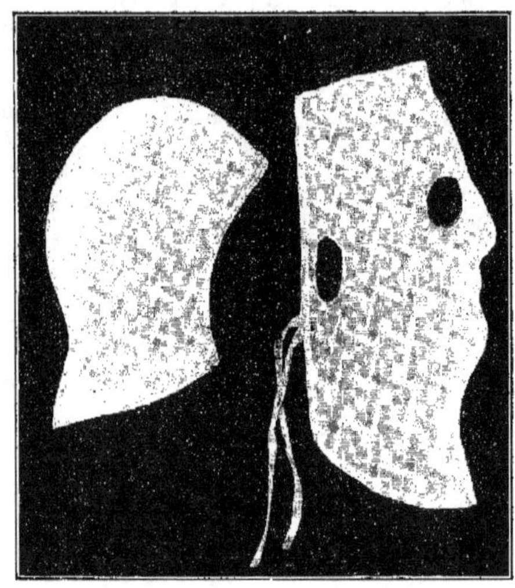

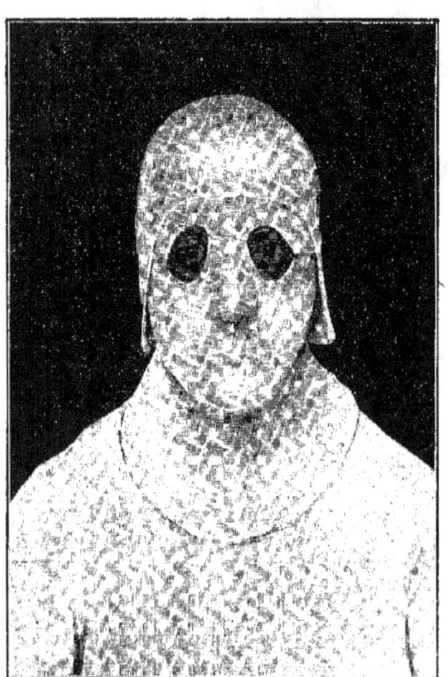

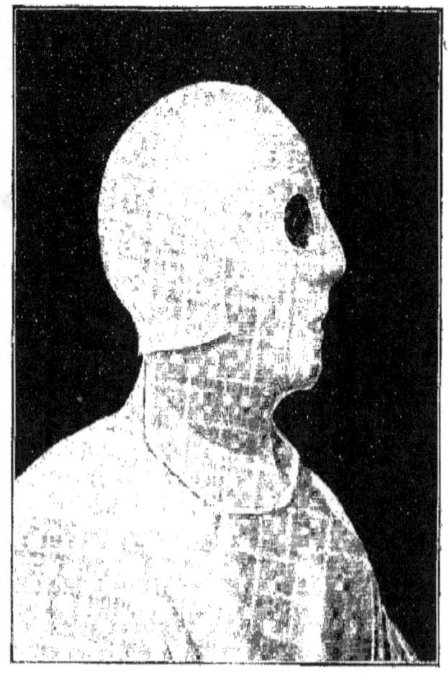

Ce masque en gaze fine, est confectionné de telle sorte qu'il moule tout le visage, ne laissant que deux ouvertures oculaires ; aucune particule salivaire ou nasale, ni la sueur non plus ne risquent donc de souiller le champ opératoire : la respiration de l'opérateur est néanmoins facile. Le masque tient aisément sur la face au moyen des deux orifices auriculaires latéraux par où passent les oreilles et des deux cordonnets qui se nouent derrière le cou.

La calotte, en forme de casque d'aviateur que j'ai créée il y a de longues années et qui a été exposée par la Maison Templier à un Congrès de Chirurgie de Paris sur un moulage en cire, est en tricot de coton ou en tissu tétra ; elle se moule exactement sur la tête, cache entièrement les cheveux, même sur la nuque, et elle contribue elle aussi à maintenir le masque préalablement placé.

Il est facile avec un peu d'adresse et d'habitude de revêtir ce masque et cette calotte stérilisés, sans se toucher le visage et sans manquer à l'asepsie.

INSTRUMENTATION CHIRURGICALE

ET

APPAREILS

TABLE DES MATIÈRES

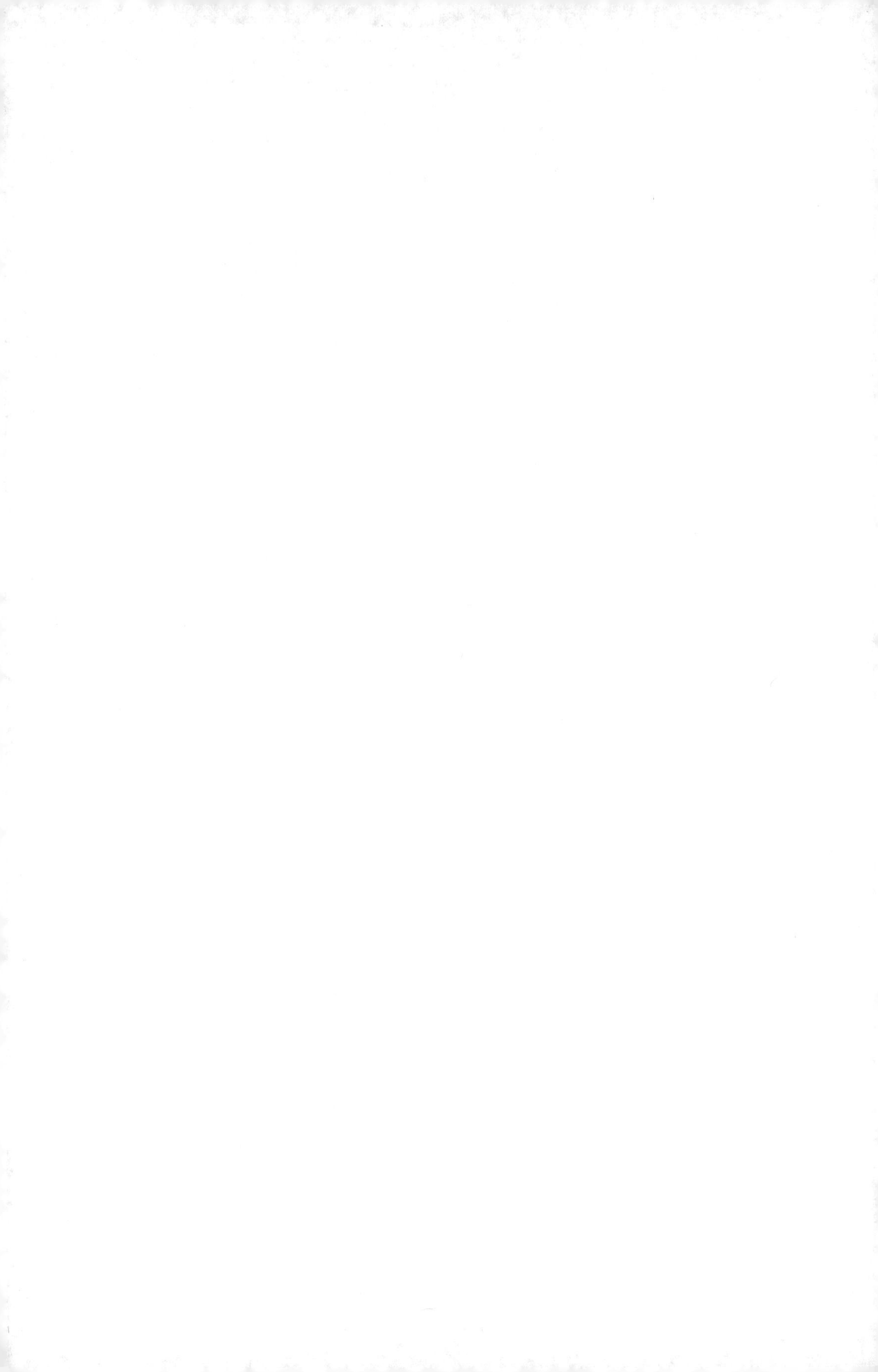